地球から
愛される
「食べ方」

この星を貪らない生き方
「ヴィーガン・ライフ」入門

Vegan Dr.
ふかもりふみこ

現代書林

はじめに

この本を手に取ってくださり、ありがとうございます。

あなたは、おそらくタイトルにあった「ヴィーガン」という言葉に引かれて、いまページをめくってくださっているのではないでしょうか。

それではまず、私からひとつ簡単な質問をさせてください。

あなたはヴィーガンという言葉をいつ知りましたか？

私がヴィーガンになったきっかけは、自分自身の健康上の問題でした。それまではヴィーガンという言葉さえ知りませんでした。ベジタリアンの意味は知っていても、ヴィーガンが何なのか、まったく知らなかったのです。ほんの数年前のことです。それだけではありません。お肉も、白砂糖や生クリームたっぷりのスイーツも、大好きでした。

けれども、人間というものは本当に不思議です。短い時間で、私はすっかり変わってしまいました。目がハートになるくらい好きだった牛肉もアイスクリームも、いっさい口にしなくなりました。

我慢しているわけではありません。

まったく欲しくなくなったのです。

ヴィーガンとはひと言でいうと、厳格な完全菜食主義者のことです。ここでいう厳格の意味は、動物性食品を食べないだけでなく、皮革や羽毛、ウールなどの動物製品、動物由来の化粧品なども使用しないということです。

なぜ、そこまで厳格なのか?

それは本書を読んでもらえば、おわかりになっていただけると思いますが、同じ生き物である動物たちへの愛情や慈しみがあるからにほかなりません。動物を思いやる優しさや倫理観があれば、きっと理解してもらえることと思います。そして、それは単に動物だけにとどまりません。地球の環境を守ることにも通じるのです。

もちろん、食事を変えることで、私の身体は以前と比べて健康的になり、思考もクリアになり、感情も安定するようになりました。けれども、なによりも大きな変化は、自分自身の生き方が変わったということでしょう。人との関わり方や物事の見方もずいぶん変わりました。より大きな視野で世の中を見ることができるようになったと思います。誇張は抜きで、それは宇宙レベルといってもいいかもしれません。

飽食の時代といわれる日本で、食事は単にお腹を満たすもの、ストレス解消のためのものになっているように思います。けれども、たとえば禅宗の修行のひとつに「食べる」という行為が含まれているように「食」と「精神性」は深く結びついています。禅宗では、食事を前にして、自然の恵みと人々の労力に感謝するとともに、それを食する資格が自分にあるのか、その日一日の自分の行いをふり返り、愚痴や怒りや貪りの心がないかを確かめます。そして、心を穏やかにして食べ物を口に運ぶのです。そうした行為を通して、自然や人間との共存やつながりに思いを馳せ、生きることの意味を見つけていくのだと思います。

ヴィーガンもまた、自分の生き方を見つけるための哲学のようなものだといえます。

食べ物を通して自分を見つめ、世の中を見つめることに通じているからです。

けれども、それは決してむずかしいことではなく、新しい自分との出会いであり、生きることの喜びにもつながっています。

私はいま、とてもワクワクしています。最初こそ、自分の健康のために始めたことでしたが、ヴィーガンという生き方と出会ったことで、私の人生の残りの時間はとても充実したものになるだろうと予想しています。

私は眼科医として、日々多くの患者さんと接しています。患者さんのなかには薬ではなく、食事療法のほうが合っているのでは、と思われる方もいます。そういう方たちには、食事を変えてみるという選択肢を提示することもあります。あくまでも、ひとつの方法として提案するだけですが、そこからヴィーガンに関心を持ってもらえることは、大きな喜びのひとつになっています。

私のヴィーガンとしての生き方や考え方は、まだまだ発展途上であり、日々進化を続けています。けれども、一人の医師として、なによりもいま日本という国で生きている普通の女性として、この間に勉強し、自分の身体を使って直に試してきたことは、きっと「ヴィーガンを知りたい！」という読者のみなさんのお役に立てるはずだと信じています。もしもあなたが、この不確かで困難な時代に、それでも手探りでご自分の生き方を見つけようとしているのなら、なおさらです。

こうしてヴィーガンに関する本を出す機会が得られたことに深く感謝しています。みなさんにも、食べ物を通して健康を取り戻し、維持するためだけでなく、目の前がパーッと明るくなるような心の変容を体験していただければと思います。そして、一人でも多くヴィーガンになる人が増えることを願っています。

２０１７年９月

Vegan Dr. ふかもり ふみこ

（注）この本に記載されている食材は健康な方を対象にしています。治療目的ではありませんのでご了承ください。また、疾患をお持ちで投薬されている方は食べ合わせがありますから食材選びには気をつけてください。

目次 —— Contents

第3章　自然・健康・食べ物の哲学との出合い……81

いいでしょうか?

Q22 スムージーのトッピングには、どんなものがいいでしょうか?

Q23 ケーキが好きなのですが、ヴィーガン食で甘いものはありますか?

Q24 アイスクリームが好きで、どうしてもやめられません。どうしたらいいですか?

Q25 スナック菓子が好きで、やめられません。どうしたらいいですか?

Q26 白砂糖やハチミツはヴィーガン食ではないということですが、甘味料は何を使ったらいいのでしょうか?

Q27 ナッツがいいということですが、消化は悪くはないのですか?

Q28 子どものお弁当のおかずに卵やウインナーをよく入れるのですが、何に代えたらいいでしょうか?

Q29 ヴィーガン食は、健康にいいだけではなく、精神的にも変化はありますか?

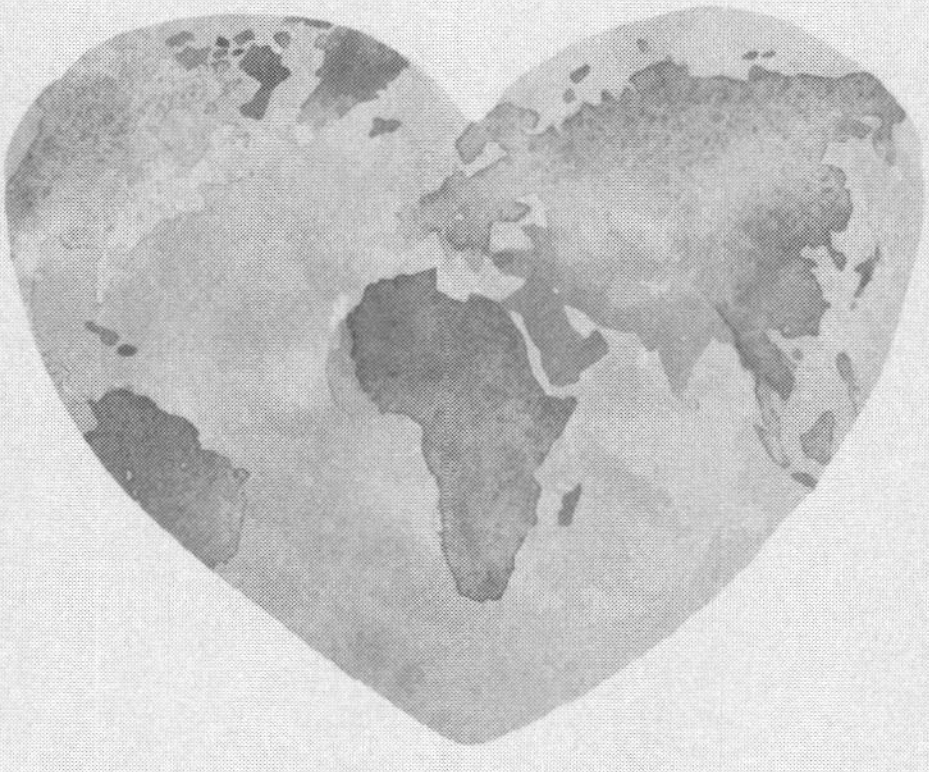

第 1 章

私が
ヴィーガンに
なった理由

病院の勤務医から開業医へ

私は西宮生まれの西宮育ちで、医師になってからは長年神戸に住んでいます。みなさん、神戸といえば、神戸牛を思い浮かべると思います。「はじめに」でも触れたとおり、私もヴィーガンになる前はお肉が好きで、ごく普通に食べていました。また甘いものも好きで、とくにケーキやアイスクリームは大好きでした。

当時は周りにベジタリアンの友人もおらず、ヴィーガンという言葉もまったく知りませんでした。ヴィーガンが厳格な菜食主義を実践する人々のことをいうのだということも、当然ながら知らなかったのです。

そんな私がどうしてヴィーガンになったのか？

記憶をたどって、私のヴィーガンへの道のりを詳しく書いてみたいと思います。

いま、私の周りにはヴィーガンの知り合いがたくさんいます。ヴィーガンになった理由は人それぞれで、ごく簡単に、あっさりと生活スタイルを変えた人もいれば、長い時間をかけてヴィーガンになった人もいます。

私も時間をかけてヴィーガンになった一人で、回り道をしながらも天に導かれるようにヴィーガンになりました。まさに「導かれるように」という表現がぴったりです。なるべくしてなったという感じです。

いまは眼科クリニックを開業している私ですが、それ以前は総合病院の勤務医をしていました。毎日の外来には患者さんが日に１００人は来ていたでしょうか。検査をしたり、白内障などの手術をしたりと、休む暇もありませんでした。入院設備もありますから、当然、当直もあります。ものすごく忙しく、自分から飛び込んだ世界とはいえ、これでいいのだろうかと悩んでもいました。「何か違うなあ」と思っていたのです。

その一方で、高校時代から「将来は独立しよう」と考えていた私は、35歳のときにそれを実行に移しました。

ところが、自分の希望で眼科クリニックを開業したものの、病院勤務のときとはまた違うストレスが待っていたのです。慣れない業務が原因でした。

私生活でも親との関係がうまくいかず、肉体的にも精神的にも「しんどい」状態が続いていていました。いまから思えば、八方ふさがりの日々でした。

自分の現状を見直すことから始める

開業医になって数年後、「この八方ふさがりの状態を変えたい」と本気で思い始めたときに誘われたのが瞑想でした。

勤務医時代に勤めていた総合病院のすぐそばにアロマ・マッサージとネイルをやっているサロンがあり、そのお店の方が瞑想のワークショップを始め、「瞑想をしてみない？」と声をかけられたのがきっかけでした。

瞑想というと、ただ黙って目をつぶるだけだと思うかもしれませんが、それは違います。まず、身体を整えることから始まるのです。最初に身体をほぐすストレッチを行い、瞑想に入りやすい状態にします。その後、参加者それぞれが深い瞑想に入っていくのです。

ワークの後は、瞑想中に感じたことなどを参加者とシェアするのですが、それぞれ感じ方が異なり、「人によってこんなにも反応が違うんだ」とすごく新鮮でした。そうやって瞑想のワークショップに通っているうちに、自分の中のチャネルが開くのを感じたのです。

「何かを変えなくちゃ」

そう思うようになった私は、いろいろなものを見直し始めました。そのなかには人との付き合い方や自分の暮らし方もあります。

たとえば、「自分の思っていることをきちんと相手に伝えているだろうか？」という問いかけには、「ノー」と言わざるを得ませんでした。相手と意見が違うとき、それをはっきりとは伝えず、黙してしまうことが多かったからです。

けれども、相手に自分の思いを伝えるためには、自分が本当に感じていることや何を望んでいるのかを自問自答する必要があります。そうやって自分で導き出した答えを相手に伝える。実際のところ、それは大変なことでした。自分に正直であるということは、相手との間に波風を立たせることでもあるからです。実際、親との関係では摩擦が大きくなりました。それでも、避けたままでは先には進めません。

友人関係でも、いつの間にか疎遠になる人もいれば、新たに親しくなる人もいました。そうやって自然に人間関係も変化していったのです。

それと同時に、「食べ物も変えなくてはいけない」と思うようになりました。当時はストレスで少し太り気味だったし、肌もカサカサだったからです。食後高血糖という食後に血糖値（血液中のブドウ糖の値）が急激に上がる体質でもあり、食事をした後、異様に眠くなるという悩みも抱えていました。父が糖尿病だったので、私も糖尿病になるリスクが高く、そういう意味でも食事についてなんらかの改善が必要だと感じていたのです。

菜食とは正反対の糖質制限を選択

食事の改善が必要だと悟った私は、情報を集めました。そのなかで私の心をとらえたのが糖質制限という方法でした。これは、私たちの身体に必要な三大栄養素であるタンパク質、脂質、糖質のうち、糖質を制限するというものです。炭水化物などの糖質を摂ると血糖値が上がり、多量のインスリン（膵臓《すいぞう》から分泌される血糖値を下げるホルモン）が分泌して、肥満や糖尿病を引き起こしてしまうため、それを予防・改善する方法として考え出されました。

この食事療法を提唱している医師の本やブログを読んだりして「これだ」と感じ、実践したのです。糖尿病のリスクの高い私にはうってつけの方法に思えたのでした。方法は簡単です。ご飯やパンなどの炭水化物を控え、肉や魚などの動物性タンパク質を中心にした食事にするというもの。それまでも肉や魚をよく食べていましたが、それだけでなく、チーズも好んで食べるようになりました。

その効果は抜群で、数日で身体が引き締まる感じがしたのです。体調もよくなり、体重も２カ月で８kgも減少。お肌にも変化が現れ、ハリが出ました。予想以上の変化でした。

ところが、調子がよかったのは3カ月ぐらいまで。その後はものすごく身体が重くなって、気分も落ち込み、うつっぽくなってしまったのです。エネルギーが落ちている感じでした。

半年ぐらい経ったときに、さすがに「これはおかしい。やめたほうがいいかも」と思い始めました。ちょうど定期検診の時期で血液検査をしたら、中性脂肪がバーンと上がっていたのです。

「ああ、これは糖質制限が原因かもしれない」

そう気づいた私は糖質制限をやめることとしました。けれども、せっかく食事を見直そうと決意したのに、元の食生活に戻るのは釈然としません。そこで、ほかに何かいい食事法はないかと探し始めたのでした。

ローフードからヴィーガンへ

こういうとき、私の探求心はフル稼働して動き始めます。諦めずにいろいろと情報を集めていたら、ネットに自分の食生活についてコメントしているブログを見つけたのです。そこには１９８５年にアメリカで出版された『フィット・フォー・ライフ』（ハーヴィー・ダイアモンド著）という本が紹介されていました。食事の少なくとも80％以上をローフード（野菜や果物を生で食べること）にすると体調がよくなり、病気知らずになると書かれていました。

この本に触発された私は、勉強心に火がつき、ローフードを学ぶために東京まで行きました。料理の基本は、動物性の食品を使わない、小麦などの精製したものを使わない、食物酵素を破壊しないように加熱は48度以下にするというもの。ローフード教室では、動物性食品や精製した炭水化物に代わる代替食材を使った調理法を学び、それを実際に作ります。こうして2年の歳月をかけて勉強した私は、自分で料理を創作できるくらいにローフードに詳しくなっていきました。

ローフードを習い始めた頃は、まだ肉や魚を少し食べていたのですが、テキストに動物の搾取や環境問題について書いてあり、完全に肉食をやめようと決意しました。それまで当たり前のように食べていた牛肉や豚肉、鶏肉がどのようにして私たちの食卓に上るのかを初めて知ったからです。というより、知ろうとしてこなかったといったほうがいいでしょう。また、動物の餌となる穀物を栽培するために熱帯雨林などが伐採され、自然環境を破壊していることも初めて知りました。

このとき、私の中の何かにスイッチが入りました。そして、食事だけでなく、毛皮のコートやカシミヤのセーター、シルクのブラウスなどの動物素材の洋服を買うことをやめ、動物由来の化粧品なども使わないようになっていきました。もう、肉食や魚食への未練はありませんでした。

ただ、困ったことがひとつありました。アイスクリームがすごく食べたくなって、我慢できずに食べることが何度かあったのです。

そういう経験をしているので、「ベジタリアンになりたいけど、なかなか食事は変えられない」という人の気持ちはよくわかります。だから、少しずつ変えていけばいいいと思っています。人それぞれのヴィーガンへの道があるからです。

効果的な食べ方をしてヴィーガン・ライフにだんだん慣れていく

ヴィーガン・ライフを送るためには食生活の工夫や開発は必須だといえますが、初めて取り組むときは気楽に楽しみながら始めるのがいいと思います。

あまり気負いすぎて完璧を目指してしまうと、ムリが出て、結果的に元の生活スタイルに戻ってしまう可能性があるからです。

その理由のひとつは「ホメオスタシス」（恒常性）といって、いままでの状態を保とうとする働きが人間に搭載されているからです。つまり、いままで肉や魚、乳製品など動物性の食事が多かった生活からいきなり完全菜食の生活に切り替えると、身体が突然の変化に驚いて、元の生活に引き戻そうとするのです。そうすると、ヴィーガン・ライフで体調を崩したり、気分が落ち込んだりする可能性もあります（もちろんホメオスタシスの働き以外の理由――自分に必要な栄養素が単に不足しているだけ―

―のこともあります）。

突然、切り替えていくのではなく、少しずつヴィーガン率を高めて、身体や心を慣らしていきます。そして十分慣れたと思ったところで完全にヴィーガン・ライフに移行すればいいと思います。

私はヴィーガンになるまでにベジタリアン（ローフード率高め）の期間が1〜2年ほどありました。少しずつ、自分の身体の変化と、心や気分の変化に十分気をつけて取り組んでいくとヴィーガンへの移行もしやすいです。

アメリカの医師でロー・リヴィングフードの世界的指導者であるガブリエル・カズンズ博士はヴィーガンへの移行期間には個人差があると言っています。ですから、自分のペースで食事のヴィーガン率を高めていくことが大切です。また、食事を移行すると同時に、衣服や化粧品、日用品といった部分でヴィーガン製品を購入したり、選択することも大切だと思っています。

ヴィーガンは完全菜食主義と表現され、「菜食」という言葉を用いるため「食」の部分だけにフォーカスしていると思われがちです。しかし、実際は「食」だけに意識を向けるのではなく、食事・衣服・メイク用品や日用品、そして「考え方」も含めたライフ・スタイルを指します。

ヴィーガンになって変わったこと

肉食や魚食などの動物性タンパク質の食事をやめ、野菜と果物を中心とした食事に変えたところ、身体がどんどん軽くなるのを感じました。関節の動きも軽やかで、睡眠時間も2~3時間眠るだけでよくなったのです。しかも、元気はつらつで、以前よりも仕事がはかどるようになりました。

これは、野菜や果物の消化の負担がとても軽いためです。野菜と果物を中心にした食事だと、消化するために必要なエネルギーが非常に少なくて済むからなのです。

一方、加熱したものや動物性脂肪の多いものを食べると、消化に多くのエネルギーを使うので内臓が疲れるし、眠くなります。普通の食事をすると、フルマラソン42・

195㎞を走るのと同じくらいのエネルギーを使うといわれているくらいなのです。

食事を変えることで体調がよくなっただけではなく、精神的にも落ち着くようになりました。心が浄化されるという感じでしょうか。いらないものを手放すことが早くなり、直感も冴えてきました。

たとえば、仕事をしていて何かを決断するときに、以前ならいろいろと考えてしまい、時間がかかりました。それがとても早くなったのです。たとえていうなら、1日かけて決めていたことをわずか1分で決めてしまう、6日かけていたところを1日で決める、1年かけていたことを1カ月で決断するといった具合に変化していきました。

食事を変えるということは、意識が変わるということでもあります。いままでのように時間に流されてなんとなく過ごすのではなく、意識的に生きているという実感があります。

すべてがスピードアップしました。

なんといっても大きく変わったのは、前にも書いたように人間関係です。とくに親との関係が劇的に変化しました。

私は３人兄弟の長女で、「長女はこうあるべき」という枠にしばられて生きてきたところがあります。親の期待を裏切らないように、子どもの頃から医者になるために勉強してきたし、やりたいことも我慢してきました。いま思えば、すごくストレスフルな生活をしていたと思います。

私には「〇〇であるべき」というペルソナ（仮面）がたくさんあったんですね。長女というペルソナ、医者というペルソナ……。食事を変えることで、それに気づいたのです。いろいろなものにしばられて、本当の自分がわからない。そんな感じでした。

自分自身と向き合うなかで、自分の感情に気づき、親との関係も変わっていきました。いままで言えなかったことを話したり、こうしてほしいという自分の思いを吐き出したり……。それはある意味ではつらい作業でしたが、親との関係はとても改善されてきたと思います。

ヴィーガンというと、食事が変わるだけだと思われがちですが、実は生き方が変わることでもあるのです。食べ物がシンプルになると同時に、生き方もシンプルになり、とても自由になった気がします。不要なものが減っていき、そぎ落とされていく。自分の人生に本当に必要なものだけが用意されているという感じでしょうか。

私にとってヴィーガンであることは、自由に生きるための指針のようなものです。それはこれからも変わらないと思います。

ヴィーガン人口が増えることを願う

私が本当の意味でヴィーガンになったのは、2014年のお正月明けのことです。なんとそれ以来、友人たちが食事の際に「これ、食べられる?」と、すごく気を遣ってくれるようになりました。私の友人には医者が多くいるのですが、食べられないものがあるというと、職業柄、繊細に扱ってくれます。食事をするときは、私の家でヴィーガン食を食べてもらったり、食事ではなく、お茶だけにすることもあります。

最近はベジタリアン食を用意しているレストランも増えているので、そういうところに友人と行くこともあります。不思議なことに、ヴィーガンでなくても、私と同じメニューを頼む人もけっこういるんですよね。

そうすると、「意外とおいしいね」と言う人もいます。私を通してヴィーガンの一端に触れていると思うと、うれしい気持ちになります。

ただ、なかには「健康を保つには動物性タンパク質が必要」と固く信じている医者もいて、そういう人には「タンパク質が足りないんじゃないの？」とか、「先生、どこからタンパク質を摂っているの？」などと言われることもあります。

きちんと最新の栄養学を勉強すれば、植物性食品で必須アミノ酸のすべてを摂取することができるとわかるのですが、日本ではそういった情報があまり普及していないため、タンパク質が足りなくなると誤解する人が多いのです。

そういう人に無理に反論しようとは思いません。なぜなら、私のように将来、菜食に目覚めることがあるかもしれないからです。

世界中の人がヴィーガンになってくれれば、こんなにうれしいことはありませんが、いまはまだヴィーガン人口が少なすぎるので、少しずつでもいいので着実に増えてほしいと願っています。

完全なヴィーガンにならなくても、肉食をやめる人が数%増えるだけでもいいのです。それだけでも救われる動物が増えるし、地球環境を守ることにつながると思っています。

ヴィーガンを通して自分の使命に気づく

私は子どもの頃から「自分はどうして生まれてきたのだろう?」と疑問に思ってきました。

その疑問は長いこと、私の胸に秘められていたのですが、あるときヒントになる言葉に行き当たりました。チベットのダライ・ラマが来日し、大阪まで講演を聞きにいったときのことです。人はなぜ生きるのかという話の中で、「人間にとってCompassion《コンパッション》が非常に大事だ」と指摘していたのです。

「Compassion！」

その言葉を耳にしたとき、心に響くものを感じました。日本語に訳すと「深い思いやり」「慈悲」という意味になります。その講演会から戻ってからも、「自分にとってCompassionとはなんだろう？」と考え続けました。

患者さんに優しい言葉をかけること？　それとも、福祉団体やＮＧＯなどにお金を寄付することだろうか？

あれこれ考えているうちに、肉食をやめ、完全菜食を実践することが動物の搾取を減らすことにつながり、地球環境を守ることにつながると気づきました。それが私のCompassionだったのです。そして、自分の知識や経験を患者さんや友人たちに伝えていこうと決意しました。だからといって、一方的に押しつけるやり方は私の性格に合わないと感じます。私なりのやり方で、ヴィーガンをより多くの人たちに伝えたいと思うようになったのでした。

私なりのやり方で自分の思いを実践したい

私なりの自然体でヴィーガンの道を実践する――それは眼科医としての治療の場に生かされています。

たとえば、眼精疲労や睡眠不足などで「見えにくい」と訴えて受診される患者さんがいらっしゃいます。その方の話をいろいろと聞いていくと、仕事が忙しくてストレス過多になっていたり、食生活が乱れてコンビニのお弁当ばかり食べていたりします。

そういう方にも薬を処方しますが、一時的によくなるだけで、再発することもよくあります。それよりも食事指導をして、野菜の多い食事をしてもらうことのほうが病気の改善に効果が見られるケースもあります。

そのときに、最初から「完全菜食がいい」と言っても、患者さんにはハードルが高いと思います。ですから最初は「できるところからやりましょう」と伝えます。朝食を野菜と果物のスムージーにするとか、いつもの食事に野菜を多く加えるとか、肉を食べる量を少し減らすとか、誰もができそうなところから始めるのです。

そうすると、目の調子がよくなるだけでなく、血圧が下がったとか、血糖値の数値がよくなったとか、他の病気の改善につながることもあります。とくに、アレルギー性結膜炎やスギ花粉症には食事療法が効果的だといわれています。私も喘息《ぜんそく》と扁桃腺《へんとうせん》炎《えん》に悩んでいたのですが、食事を変えることでほぼ完治しました。

患者さんのなかには、自分で「健康にいい」と実感すると、より詳しく食事法について知りたがる人もいます。そういうときには、惜しみなく私の知識や経験を伝えています。

私の役割は、菜食に興味があるけれども、なかなか実行まで移せないという人に手を差し伸べ、一歩を踏み出すお手伝いをすることだと思っています。同じ土台に立って私の知識や体験を生かしたいと願っているのです。

実際、食事療法を始めた患者さんのなかには、「お肉をどうしても食べてしまう」とか、「先生、乳製品がやめられない」と訴える人がいます。そういう人には「わかりますよ。私もそうでしたよ」と伝えています。

私自身が通ってきた道だからこそ、患者さんの気持ちにも共感できます。

「自分を責めることないですからね」とか、「元に戻っても、またやめられるときが来るから」とか、「食べ物を変えるのは時間がかかるから大丈夫」などと伝えることで、安心してもらえます。

トランスフォーメーション・ゲームとの出合い

私がヴィーガンになり、単に食事を変えるだけでなく、自分の生き方まで大きく変容することになった背景には、トランスフォーメーション・ゲームという、意識を扱うワークショップとの出合いがあります。そもそもは知り合いから「深森さんが好きそうだから」と紹介されたことがきっかけですが、とても好きになってしまいました。

これは、イギリス・スコットランド北部のフォンドホーンという場所にあるコミュニティで、１９７０年代に生まれたボードゲームです。やり方は、サイコロを振って出た目の数だけ進み、止まったマスに応じてカードを引いたり、指示されたことに対して応えるというもの。心理学的な要素も組み込まれていて、自分の奥深くに秘められた感情に気づかされたり、自分のこだわりや固定観念、無意識の行動パターンへの自覚を促されたり、人生の方向性を示唆されたりします。

私はこのワークショップをすることで自分自身が大きく変わり、変容が始まったことを感じています。それと同時に、ゲームを通じて心と魂が一致する瞬間が増えると、心が解放されていくのがわかります。そうすると、生きることがどんどん楽しくなります。よく「心の解放が大切である」と説かれますが、トランスフォーメーション・ゲームは楽しくプレイできて、ストンと胸に落ちるのです。

私は本当の意味で、自分の人生を生きるようになり、呼吸がとても楽になりました。いままでこんなにも息が詰まっていたのかと驚くほどです。

心が解放されると、微細な部分がはっきりと感じられてきます。それがぼんやりとしか見えないと、人間は不安になりやすく、不安になるから何かにすがろうとして、たとえばお金や地位にしばられてしまうのかもしれません。

そういう精神状態だと、楽しく生きることがむずかしくなります。ところが、そういったしがらみから解放されると、本当に楽に生きられるようになるのです。私はいま、それを日々実感して生きています。

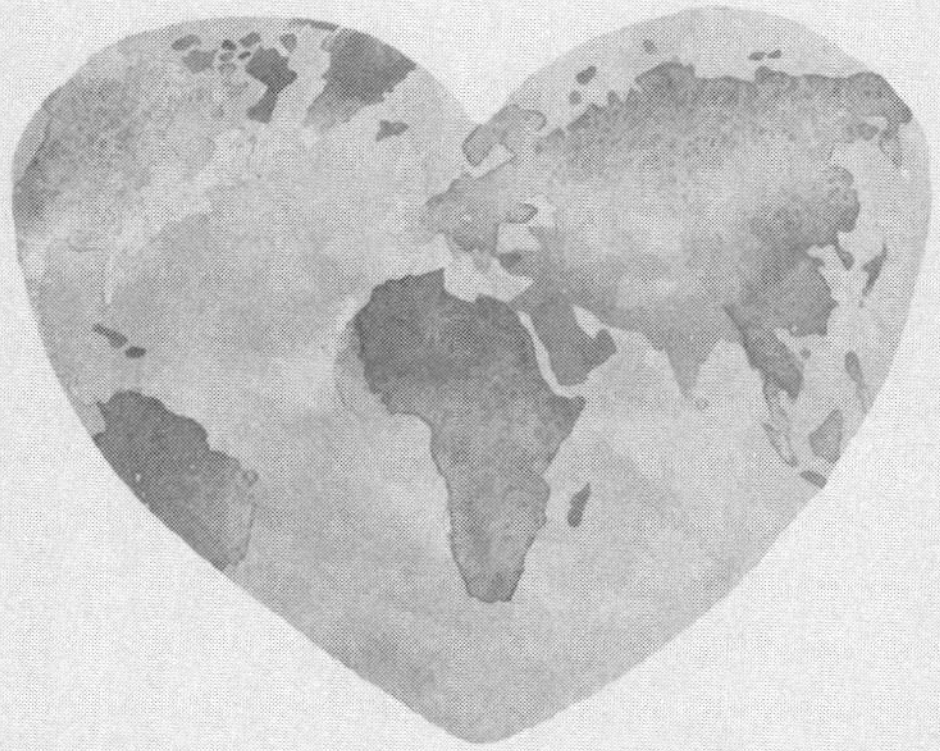

第 2 章

身体と地球、動物に優しいヴィーガン・ライフ

ヴィーガンとベジタリアンの違いは？

ヴィーガンという言葉に聞き覚えがない人でも、ベジタリアンという言葉は聞いたことがあると思います。ベジタリアンとは菜食主義者のことをいい、肉を食べず、野菜中心の食事をする人のことですが、厳密にいうと、**図表1**のようにさまざまな種類があり、定義づけがされています。

たとえば、肉や魚、乳製品は食べないけれども卵は食べる「オボ・ベジタリアン」、肉や魚、卵は食べないけれども乳製品は食べる「ラクト・ベジタリアン」、卵と乳製品は食べる「ラクト・オボ・ベジタリアン」などのほか、「セミ・ベジタリアン」といって、一般の人より肉を食べる量が少ない人や、時々ベジタリアンになる人もいます。

では、ヴィーガンはどのように定義づけされているのでしょうか？

いくつかあるベジタリアンのなかでも、ヴィーガンはもっとも厳格な完全菜食主義者といわれ、肉や魚、卵、乳製品だけでなく、ハチミツ、昆虫などを含めたいっさい

図表１　主なベジタリアンの種類と特徴

名　称	肉	魚介類	卵	乳製品	ハチミツ	毛・革製品
セミ・ベジタリアン	△	○	○	○	○	○
特徴　一般の人より肉を食べる量が少ない						
ペスコ・ベジタリアン	×	○	×	×	○	○
特徴　肉は食べないが魚介類は食べる。オーガニック志向						
オボ・ベジタリアン	×	×	○	×	○	○
特徴　卵は食べる						
ラクト・ベジタリアン	×	×	×	○	○	○
特徴　乳製品は食べる						
ラクト・オボ・ベジタリアン	×	×	○	○	○	○
特徴　卵と乳製品は食べる						
オリエンタル・ベジタリアン	×	×	×	△	×	○
特徴　五葷（ネギ・ニンニク・ニラ・ラッキョウ・アサツキ）を食べない。精進料理などの仏教系の食事						
ヴィーガン（エシカル・ヴィーガン）	×	×	×	×	×	×
特徴　食事だけでなく、衣食住の生活すべてで動物性の使用を避ける						
ダイエタリー・ヴィーガン	×	×	×	×	×	○
特徴　食事に関してはヴィーガンと同じだが、衣料品などの動物性の使用にはこだわらない						
マクロビオティック	×	△	×	×	△	―
特徴　魚介類は食べることもある（魚は手のひらにのるサイズ。食事の一割程度）。身土不二を重視						
フルータリアン	×	×	×	×	×	―
特徴　果物やナッツ類だけを食べる						
ブレサリアン	×	×	×	×	×	―
特徴　断食や霊的修行を経て、何も食べなくなった人。不食者						

※図表中の「―」は「問わない」という意味です。

の動物性食品も食べない人をいいます。

他のベジタリアンと大きく異なるのは、洋服や化粧品、医薬品など、生活全般にわたって動物性由来のものを使用しないことです。

動物由来の製品には、たとえば毛皮のコートやウールのセーター、シルクのスカーフ、羽毛の入ったダウンジャケットなどがあります。化粧品のなかには、牛から抽出したプラセンタやコラーゲンを使ったものがあり、医薬品には、鶏卵を材料にしたインフルエンザ・ワクチン、ウサギやネズミなどの動物実験により開発されたものなどがあります。

なぜ、動物性食品を食べず、動物由来の製品を使わないかというと、肉や卵、乳製品、毛皮や皮革などは、それらを生産する過程で、動物たちを劣悪な環境で飼育したり、天寿を全うさせることなく死に至らせるといった苦痛を与えているからです。

つまり、動物愛護の精神や倫理上の理由から動物性の製品を遠ざけているのです。

そういう意味で、ヴィーガニズムとは、単なる食事法のひとつではなく、ライフ・スタイル全般に関わる思想、哲学ともいえます。

また、**図表1**を見ると、「ブレサリアン」という言葉がありますが、これは不食者という意味です。冗談ではなく、この世には食事をまったくしない人がいるのです。霊的修行者などにそういう人がいます。ブレサリアンは、大気中に無限に存在するプラーナと呼ばれるエネルギーを摂取して生きているのです。

私もヴィーガンの友人と「ブレサリアンになりたいよね」と、冗談半分で語り合うことがありますが、そうなれれば何者をも搾取することがなく、真の意味で自由に生きていけると思います。

マハトマ・ガンジーも倫理上の菜食を提唱

ヴィーガンという言葉は、１９４４年にイギリスに誕生したヴィーガン協会の共同設立者であるドナルド・ワトソンにより、「酪農製品を食べないベジタリアン」を簡潔に言い表すために作られたものです。それはベジタリアン（vegetarian）の最初の

3文字と最後の2文字で構成されています。つまり、「ベジタリアンの初めと終わり」という意味になりますね。

ヴィーガンは「酪農製品を食べないベジタリアン」を表した言葉ではありますが、同協会では設立当時から卵を食べることにも反対していたようです。その後、1951年には「人間は動物を搾取することなく生きるべきだ」と、ヴィーガニズムの定義を広げています。

アメリカにヴィーガン協会が誕生したのは、1961年のことです。設立者のH・ジェイ・ディンシャーは、ヴィーガニズムをインドのジャイナ教のアヒンサー（生物に対する非暴力）の概念に結びつけ、普及を図っています。

このように、ヴィーガンという言葉が生まれたのは近年のことといえますが、菜食主義の概念自体は古代インドや古代ギリシャまでさかのぼることができます。ただし、肉を避ける人を総称する「ベジタリアン」という英語が使われるようになったのは、19世紀に入ってからだといわれ、当時のベジタリアンは肉食だけでなく、乳製品や卵、動物を使った製品すべてを避ける人々を指していたそうです。

また、ベジタリアンのなかには、健康上の理由から菜食をする人たちがいる一方、倫理的な観点から動物の利用を避けようとする人たちもいました。それをはっきりと表明したのはイギリスの運動家、ヘンリー・ソルトで、動物福祉から動物の権利へと思想を大きく転換した一人として知られています。

ソルトの著作は、ロンドンに留学していたインドの非暴力主義者で、インド独立の父といわれたマハトマ・ガンジーにも影響を与え、２人は親しく口をきくようになりました。１９３１年11月に開かれた全英ベジタリアン協会の会合で、ガンジーは「人々の健康を守るだけでなく、倫理的観点から菜食を普及するのが協会の使命である」と語っています。

イギリスからの独立運動を指揮したガンジーは、インド人がイギリス人から搾取されているように、動物もまた人間に搾取されていると気づき、肉食をやめたそうです。その後、ガンジーは「平和な社会を作るためには、人間に対する暴力だけでなく、動物に対する暴力をもなくさなければならない」と主張し、動物愛護運動にも大きな影響を与えています。

歴史上の人物もまた菜食主義者だった

「動物も植物も人間も、みな同じ生命で、優劣はない。すべては宇宙の無数の一部であり、宇宙の采配により存在している」

これは、仏教の開祖である釈迦《しゃか》が語ったといわれる言葉で、「生命あるものを殺してはいけない」と説いています。不殺生戒《ふせっしょうかい》という教えですが、出家した修行僧は、雨期になると虫を踏みつぶさないように外出を控え、乾季になって説法に出かけるときには、生き物を殺さないようにすり足で歩いたという逸話が残っています。

菜食を常とし、一日に1食しか食べなかったといわれる釈迦は、瞑想を重ね、ついには悟りの境地に至ったといわれています。

私も瞑想をしますが、ヴィーガンになり、野菜を中心とした食事をするようになってから頭脳が明晰《めいせき》になり、精神的にも落ち着き、瞑想も深くなったような気がします。菜食は身体の調子を整えるだけでなく、心の安定をもたらし、地球や宇宙との一体感をも感じることができるようになるのだと思います。それが広い意味での慈悲の心を生むのでしょう。とはいえ、私はいつも瞑想で深く入ることができるわけでもなく、地球や宇宙との一体感を感じる時間も短いと思っています。お釈迦様のような悟りの境地に少しでも近づけたらいいなと日々感じています。

また、古代ギリシャに生きたプラトン、ソクラテス、アリストテレスといった哲学者たちもまた菜食主義者だったといわれています。彼らは２０００年以上も前から自然に畏敬の念を抱き、「環境問題を考えるうえでも、菜食が国家の理想の形である」と説いているのです。

なかでも、プラトンは「神は人間の身体に栄養を与えるために、樹木と植物と種子を創造した。しかし、肉食が始まったことで戦争が起こるようになった」という言葉を残しています。これは、家畜を奪ったり、奪われたりすることで争いが起きるようになったことを意味しているのかもしれません。

また、医学の父ともいわれるヒポクラテスは、果物と野菜を食し、「人間は生まれながらにして体内に100人の名医を持っている」と自然治癒《ちゆ》力の偉大さを語り、「食事で治せないものは、医者も治せない」と、食べ物と健康との関係について指摘しています。さらに、「自然のものはすべて身体にいい」と菜食をすすめています。

このように、歴史上の偉人たちが菜食について言及していることは、ヴィーガンである私にとってても心強いことです。はるか昔のことで、彼等が本当に菜食であったのかどうか、その真偽を確かめることはできませんが、その思想が菜食から来ているものだと信じたいと思います。

ヴィーガンのハリウッド・セレブたち

日本ではまだヴィーガンの数が圧倒的に少なく、「ヴィーガンって何?」と聞かれることも多いのですが、アメリカではヴィーガンが市民権を得ています。

レストランに入ると、ベジタリアンとノンベジタリアン向けの料理がメニューに載っているし、スーパーに行けば、ヴィーガンのマークがついたヴィーガン向けの食品が種類も豊富に売られています。日本のように、商品の裏の説明書きをいちいちチェックする必要がないのです。

そういう国ですから、ヴィーガンの有名人も数多く存在しています。

たとえば、映画『ブラック・スワン』でオスカー主演女優賞を受賞したナタリー・ポートマンは、子どもの頃からベジタリアンだったそうですが、２００９年に読んだ本の影響で厳格なヴィーガンになったといいます。その本は、動物が食卓に上るまで、どれだけひどい扱いを受け、殺されるのかを記述した内容のものだったそうです。

私もローフードの講座で動物の扱いを記したパンフレットを読んで、即座にヴィーガンになろうと決意した一人ですが、彼女もまた動物の置かれた状況に胸を突かれ、ヴィーガンになったのだと思います。

また、映画『ヘルプ～心がつなぐストーリー～』でアカデミー賞助演女優賞にノミネートされたジェシカ・チャスティンもヴィーガンだといわれています。その映画の撮影中にチキンを食べるシーンがあったそうですが、大豆でできたヴィーガン・チキン・ナゲットを食べたといいます。彼女は10代の頃からのベジタリアンで、いまはヴィーガンであることを広言しているようです。

ちなみに、ナタリー・ポートマンも、ジェシカ・チャスティンも、動物愛護団体「PETA」に認定されたヴィーガンです。PETAは1980年にアメリカで設立された団体で、動物の権利団体としては世界最大規模といわれ、大手企業を相手にキャンペーンなどを行っています。

シングルアルバム『アイム・ユアーズ』で、グラミー賞を受賞したアーティストのジェイソン・ムラーズもまた、2012年にヴィーガンになった一人です。環境問題に関心が高く、自然に優しい生活を実践しているジェイソンは、「ヴィーガンになって変わったことは、自転車でより遠くに行けるようになったり、懸垂の回数が増えたりしたこと。また、精神面でも気持ちが強くなり、潜在能力が活性化された感じで、あらゆる面で生産的になった」と語っています。

このほかにも、俳優としてだけではなく、映画監督としても良質な作品を送り出しているクリント・イーストウッドや、演技派でイケメン俳優としても有名なジョニー・デップなど、ハリウッドで活躍するセレブたちがヴィーガンであることを公表しています。

世界で活躍するヴィーガンのアスリートたち

世の中の多くの人は「動物性タンパク質を摂らないと筋肉がつかない」と思い込んでいます。「野菜中心の食事なんて、もってもほか」と考える人も多いのではないでしょうか。けれども、実際にはヴィーガンで筋骨隆々の人はたくさんいます。

たとえば、アメリカのボディビルダー、ジム・モリスはコンテストで常勝するほどの筋肉の持ち主ですが、ボディビル競技を引退した50歳のとき、ベジタリアンになりました。なぜなら、動物性タンパク質には脂肪だけでなく、飼育される過程で投与された成長ホルモンや抗生剤など、身体によくないものが多く含まれていると知ったからです。

それまでは便秘やむくみなどの不調を抱え、イライラしっぱなしだったといいますが、ベジタリアンになってからは体調もよくなったそうです。その後、さらに厳格なヴィーガンになりましたが、70歳を超えたいまでも美しい肉体を保っています。

肉体を酷使するスポーツといえば、ボクシングがありますが、その世界にもヴィーガンはいます。元キング・オブ・ケージ世界ライト級王者のマック・ダンジグがその人。他のボクシング選手が肉を食べて筋肉をつけようとするなか、彼は「動物に対して敬意を払いたい」とヴィーガンの道を貫いています。

ダンジグが動物の置かれている状況に心を止めたのは、13歳のとき。豚が列をなして小屋から屠殺《とさつ》場に送られるのを見ていたとき、一頭の豚と目が合い、そこに深い悲しみと知性を感じ、魂というものの存在を見せつけられたのだといいます。それから3年後の16歳のとき、豚肉と牛肉を食べるのをやめたそうです。

とはいえ、ファイターとしてトレーニングを積むなか、動物性タンパク質は必要だとの思いから鶏肉だけはやめられなかったそうです。けれども、ヴィーガンのトレーナーと出会ったことで完全な菜食主義者となり、現在はヴィーガンとしての人生を歩み始めています。

また、世界一苛酷だといわれているウルトラマラソンで、世界記録を達成したスコット・ジュレクもヴィーガンの一人です。ウルトラマラソンとは、42・195㎞のフルマラソンを超える距離を走るというもの。その苛酷さは想像以上で、レース中に幻覚を見る選手や、吐きながら走る選手もいるといいます。

そんな人間の極限に挑戦するような競技で、数々の記録を打ち立てているジュレクですが、なかでも世界で最も苛酷だといわれる北米のアパラチア山脈を縦断するアパラチアン・トレイルで世界記録を樹立。全長３４８９㎞もあるルートは、北海道の択捉島の最北から沖縄の与那国島を超える距離を有し、累積標高差は約１５０㎞もあります。このルートを46日８時間７分で完走したのです。

ジュレクは、その著『Ｅａｔ ＆ Ｒｕｎ　１００マイル走る僕の旅』（ＮＨＫ出版）の中で「ヴィーガンになってから疲労からの回復が早くなった」と書いています。

また、あるインタビューでは「肉を食べすぎると、心臓病や糖尿病になるリスクが高まる。とくに安い肉には抗生物質やホルモン剤などが多量に投与されているため、それを体内に取り入れてしまうことになる」と、肉食のデメリットについて語っています。

さらに、ロンドン・オリンピックで金メダルを取ったテニスのウィリアムズ姉妹も、ケガや病気をきっかけに菜食主義者になり、ウィンブルドンで優勝しています。女子テニス界にその名を残すマルチナ・ナブラチロワや、陸上の花形選手だったカール・ルイスも菜食だと聞いています。

このように、スポーツの世界にもヴィーガンはたくさんいます。これらの例を見ても、「野菜だけ食べていたら筋肉はつかない」という定説は、思い込みにすぎないことがよくわかると思います。

肉や卵、乳製品が病気をつくる

歴史上の人物からハリウッド・スター、世界的なアスリートに至るまで、ヴィーガンを含む多くの菜食主義者がいることはすでに述べたとおりです。そのなかには、動物愛護の精神や倫理観から肉食をやめた人もいれば、健康問題の解決のために野菜中心の食事に変えた人もいます。

有名なところでは、アメリカの元大統領ビル・クリントンがいます。彼は心臓発作を2度起こし、冠状動脈異常によるバイパス手術を含む3度の手術を行った後、菜食中心の食事に変えることを決意したのでした。

クリントン元大統領が食事を変えるにあたっては、医師団からのアドバイスもありましたが、「食と健康」に関する2冊の本との出合いが大きかったようです。その2冊とは、コールドウェル・B・エセルスティン（医学博士）による『心臓病は食生活で治す』と、T・コリン・キャンベル（栄養生化学博士）による『葬られた「第二のマクガバン報告』』です。

エセルスティン博士の『心臓病は食生活で治す』には、「栄養の摂り方を変えることで心臓の冠状動脈疾患の進行を食い止め、症状を改善させる」ことが長年の調査研究データをもとに記されています。

博士がこうした研究を始めるきっかけとなったのは、乳がんの手術を多く手がけてきたことにあります。がんになってから手術をするのではなく、がんの発症自体を減らそうと考えたのです。菜食に行きついたのは、「野菜中心の生活をしている地域の住民にがんや心臓血管疾患が少ないこと」を発見したからでした。その原因を探るために心臓血管疾患の患者に協力を仰ぎ、この病気が食べ物から起こることを突きとめたのです。

一方、キャンベル博士の『葬られた「第二のマクガバン報告」』には、「動物性タンパク質を中心とした食べ物を摂取することが心臓病とがんの発生に結びつく」と、詳しく記されています。その根拠となったのは、中国の研究者とともに1983年に着手した疫学調査「チャイナ・プロジェクト」で得られた膨大なデータです。そのプロジェクトでは、食事と疾病発生の関係を探るため、中国全土にまたがる65群１３０村の成人とその家族６５００人を対象に調査を行っています。

このように、食べ物と病気との関係を疫学的に調査した報告書が出版されることで、動物性タンパク質が心臓病やがんなどの病気の要因になることが一般に知られるようになったのです。

動物や魚も痛みを感じている

私が肉食を完全にやめたのは、豚や牛、鶏がどのように扱われているのかを知ったからでした。ヴィーガンの有名人のなかにも、動物愛護の精神や倫理観から肉を食べなくなった人たちがいます。

私が読んだ『もう肉も卵も牛乳もいらない！ 完全菜食主義「ヴィーガニズム」のすすめ』（エリック・マーカス著）や『「フォークス・オーバー・ナイブズ」に学ぶ超

医食革命』（ジーン・ストーン編）にはアメリカの畜産業のことが詳しく書かれています。

それによると、かつての農場は広い敷地に豚や牛、鶏などが、太陽の日差しのもと、自由に歩き回っていました。牛はゆったりと牧草をはみ、鶏は産みたいときに卵を産んでいたのです。

ところが、肉や卵の需要が増し、高い生産性が求められるようになるにつれて家族経営型から大規模農場型の経営へと変化し、それと同時に、農場から牧歌的な風景が消え、まるで畜産工場のような殺伐《さつばつ》とした風景に変わっていきました。動物たちは自由に歩き回ることを禁じられ、狭いケージに詰めこまれ、短時間に大量に育つように管理されていったのです。

昔は子牛を屠殺できるまでに育てるのに2年近くかかったそうですが、いまはそんな悠長な飼育はしていません。ゆっくり時間をかけていては経費がかかり、利益につながらないためです。

動物たちの成長期間を短縮するために、多くの畜産工場では人工的な成長促進剤を使っています。たとえば、γ《ガンマ》ＢＧＨという遺伝子組み換え牛成長ホルモンは、動物の筋肉を通常より早く成長させることができるそうです。

しかし、動物の身体にとっては大きな負担となるし、それを食べる人間にとっても肉を通じて化学物質を身体に取り込むことになります。ＥＵ（欧州連合）ではこの成長ホルモンの使用を禁止していますが、アメリカでは肉牛の約３分の２で使われているそうです。

また、γＢＧＨは、乳牛の牛乳生産量を増やすためにも使われています。先進国のなかで、唯一アメリカだけで認められているものです。現在、アメリカの平均的な乳牛の牛乳生産量は一日約45kgといわれますが、これは通常の生産量の10倍にも相当し、工場で飼育された乳牛の多くが４歳になるまでに歩けなくなるそうです。それだけ自然に反した搾乳をしているということでしょう。

このように、畜産工場の動物たちは、成長促進剤や抗生剤などを投与され、不自然な形で無理やり成長させられ、病気にならないよう薬漬けにされています。生育環境も劣悪で、肉牛や乳牛は狭い牛舎に閉じ込められ、方向転換さえできない有り様です。

養鶏場の鶏も狭いケージに詰めこまれ、身動きできず、羽ばたくこともできません。本来、鶏は群れで生活し、秩序を守るため順位が決まっています。約50羽まではお互いを識別できますが、それ以上になると殺し合いが始まるのだそうです。そのため、鶏はヒヨコのうちにくちばしの先端を切除されます。業界関係者は「痛みがない」と主張しますが、一部の研究者は「くちばしの中には神経組織が通っており、切除したときはそれほどでもないが、本当の痛みは24時間後に現れて6週間続く」と報告しています。

屠殺場では、鶏は意識のあるまま逆さに吊り下げられ、自動カッターで喉を切り裂かれます。カッターが喉を切り損なうと、別の方法で殺されるか、生きたまま煮沸タンクに沈められます。熱処理するのは羽根をゆるめ、取り除きやすくするためです。

養豚場でも事情は同じです。狭い豚舎に入れられ、動き回れる空間はありません。

生後まもなく耳に識別用の切れ目を入れられ、ケンカ予防のため牙も抜かれますが、いずれも麻酔なしです。雄豚は去勢されますが、これまた麻酔なし。狭い豚舎でストレスの高じた豚が、お互いの尻尾をかじるのを防ぐために尻尾を切られますが、これも当然のように麻酔は使われないのです。

また、「魚にも痛みを感じる痛覚がある」という研究報告もあります。魚は表情に変化がなく、声を聞くこともできないため、見た目では痛みを感じているのかどうかわかりません。けれども、エディンバラ大学・ロスリン研究所の研究チームが、ニジマスの頭部にマーカーを取り付け、熱や化学的な刺激を与える実験をしたところ、組織にダメージを与える刺激に反応し、痛みを感じているような行動や生理的な変化を見せたといいます。

この反応は高等哺乳動物に見られるものと同じものだそうです。だとすると、釣り針で釣られた魚は痛みを感じていることになります。また、刺し網などで漁獲された魚は生きたまま甲板に放り投げられ、窒息するか、解体されるかしますが、そのときにも意識を保っているということです。

豚や牛、鶏などの家畜に接したことがなくても、犬や猫などのペットを飼ったことのある人は多いと思います。ペットが病気やケガをすれば、心を動かされ、なんとかしたいと思うのではないでしょうか？

肉食や魚食をやめることで、動物の苦痛を減らすことができるのです。自分が健康になるだけでなく、動物たちを苦しみから救う道があると知ってほしいと思います。

肉食をやめれば、饑餓を救える

いま、世界中で家畜の数が飛躍的に増えています。なぜかといえば、発展途上国の一人あたりの収入が増え、食生活が野菜や穀物食から肉食へと変化してきているからです。貧困が解消され、豊かになることは喜ばしいことですが、家計に余裕ができると、みな肉を食べるようになってしまうのが残念なところです。

国際連合食糧農業機関（ＦＡＯ）は「食肉の消費量は２０５０年までに倍増し、牛乳の消費量は80％増加するだろう」と予想しています。そうなれば、肉や牛乳の生産量は加速度的に増え、動物たちの環境もさらに悪化することになります。

それだけではありません。家畜の飼料には、トウモロコシなどの穀物が使われているため、家畜が増えれば増えるほど、人間が食べる穀物の量が減っていくのです。いまや世界の穀物の３分の１強が飼料に回されているといわれます。

しかも、肉１kgを生産するための餌となる飼料用穀物は、豚で７kg、牛で11kg、鶏で３kgにもなります。つまり、豚や牛、鶏を育てるためには、人間が食べる４～10倍もの穀物が必要なのです。肉の生産がいかに非効率であるかが、おわかりになると思います。

一方、地球上には饑餓に苦しむ人たちが８億人もいるといわれています。これらの人々に飼料用の穀物を配給したら、どれだけ多くの人を救えるでしょうか？

肉食をやめる人が増えれば、世界の饑餓に苦しむ人を救うことになるのです。地球上すべての人がヴィーガンになることはいまは無理かもしれませんが、一人でも多くの人が肉食をやめれば、地球はもっと人に優しく、住みやすい世界になるのではないかと思います。

肉食が自然環境を破壊している

スーパーに行くと豚肉や牛肉、鶏肉が大量に売られています。以前の私はそんな光景を見ても何も感じませんでした。けれども、いまは違います。肉を食べる人が増えることで、地球規模の環境破壊が進むことを知っているからです。

たとえば、世界の森林面積は、世界の陸地面積の約30％を占めていますが、2000～2010年の10年間で年平均521万haが減少したといわれます（2010年FAOのデータより）。これは、1分間に東京ドーム約2個分、1時間で約127個分に相当する森林が消えていることになります。ものすごいスピードで森林が失われているのです。

その理由は、過度な放牧にあります。なかでもブラジルの熱帯雨林の破壊は深刻です。現地に暮らす人々が生活をまかなうために、違法と知りながら森林を伐採し、家畜を放牧しているのです。熱帯雨林が減少すると、二酸化炭素の吸収も減り、地球温暖化の大きな要因になってしまいます。

また、牛や羊などの反芻《はんすう》動物は餌を消化する過程で、メタンガスを発生します。いわゆるゲップですね。「ゲップくらいたいしたことがないだろう」と思われるかもしれませんが、牛だけでも世界中で14億頭以上も飼育されているのです（２０１３年FAOのデータより）。まさに地球環境を脅かすほどの排出量といえるでしょう。

豚や牛、鶏などの家畜を飼育すると、当然のことながら排泄物（し尿）が出ます。その量は地球の全人口が出す１３０倍にも上るといわれています。人間の排泄物は衛生施設で適切に処理されますが、家畜から出る排泄物は処理されないことが多いようです（日本には「家畜排せつ物法」があります）。

これらの排泄物が野積みされたまま放置されると、河川や地下水に流れ込んで環境を汚染してしまいます。これが一国だけのことならまだしも、世界中で起こったら、どれほど地球を汚すことになるでしょうか？

さらに、畜産業が盛んになると、土壌浸食が起こりやすくなります。なぜなら、農地に使われる化学物質と家畜から排出される排泄物が混ざると土地がやせるため、大雨が降ると土壌が流れやすくなってしまうのです。

国際食糧政策研究所（ＩＦＰＲＩ）によると、世界の農業用地の約４割は深刻な土壌浸食を受けており、その原因の約55％が畜産業によると報告しています。この土壌の劣化のスピードは、土壌が形成される速度の10～40倍にもなるといわれ、ＦＡＯのアフリカでの土壌調査によると、表土の厚さが１㎜減るごとに農地としての生産力は２～５％も減少するそうです。

肉となる動物が増えれば増えるほど土地が荒れて、農業用地が減っていくのです。世界有数の農産物輸出国であるアメリカでも毎年１％ずつ農地が土壌浸食により失われているそうです。アメリカで牛の放牧が行われるようになったのは１４０年ほど前のことですが、それ以来、アメリカ西部の表土の半分以上が消失したといわれています。

肉を食べることが地球環境をどれほど傷つけているか、おわかりいただけたかと思います。

肉を食べることが水不足を招く

日本には河川が多く、ときに水不足になることはあっても、それを深刻な問題としてとらえることは少ないと思います。けれども、世界に目を転じれば、水不足は危機的な状況にあるといっていいでしょう。

国連水資源報告書によると、約７億６８００万人の人々が水不足に陥っているといわれます。途上国には、水くみに多くの時間を費やして学校に通えない子どもや、清潔な水がないために下痢によって生命を落とす幼い子どももいるのです。

現在、世界レベルで水がどのように使われているかというと、その約70％が農業用に向けられています。すでに述べたように、トウモロコシなどの穀物の生産には飼料

図表２
穀物の需要予測と水資源の枯渇状況

生産物	水１㎥あたりの生産量	
	kg / ㎥	㎉ / ㎥
小麦	0.2〜1.2	660〜4000
米	0.15〜1.6	500〜2000
トウモロコシ	0.3〜2.0	1000〜7000
牛肉	0.03〜0.1	60〜210

穀物の需要予測

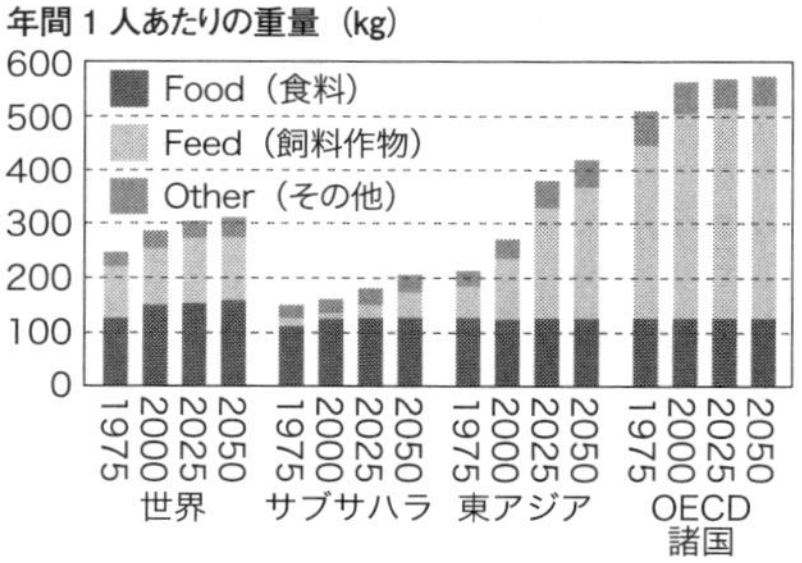

水資源の枯渇状況

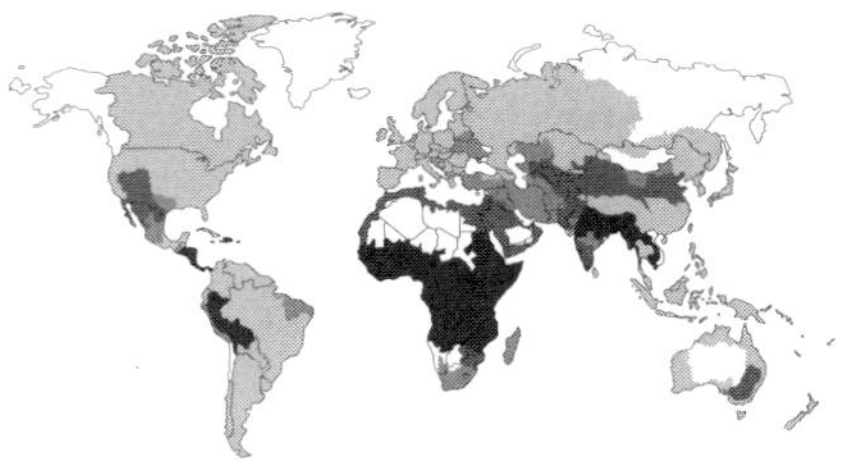

参照：A Comprehensive Assessment of Water Management in Agriculture 2007.

出展：UN World Water Assessment Programme「World Water Development Report 2009」

用が多く含まれています。貴重な水資源が肉の生産のために使われているのです。

国連世界水資源評価及び計画（ＷＷＡＰ）によると、同じ水量を使って肉と穀物を生産した場合、肉の生産のほうが非効率であることがわかっています（**図表２**）。

この**図表２**からわかるように、米・小麦やトウモロコシを作るより、牛肉を生産するほうが10倍以上の水を必要とします。

また、年間の穀物の需要予測を見ると、人間の食料としての穀物は１９７５～２０００年まで食べる量にほとんど変化がありませんが、家畜動物の餌となる飼料作物の需要量は年々増加しています。これを原因とする水不足が懸念されています。

このように、肉を食べる人が増えることで世界の水不足が加速しています。このままの状況が続けば、水資源を巡って争いが起こる可能性もあります。水は生きているものすべてにとって必要不可欠なものです。どのように使ったらいいのか、真剣に考えるべき時が来ているのではないでしょうか。

海洋生物も野生動物も激減している

日本人のマグロ好きは自他ともに認めるところですが、乱獲によりマグロが海から姿を消しつつあります。１９７５年に年間約90ｔだったマグロの漁獲量が、２００５年には約２２１ｔと大幅に増えています。なんと世界の漁獲量のおよそ4分の１を日本人が消費していることになります。

北太平洋まぐろ類国際科学委員会（ＩＳＣ）が出した報告書によると、寿司のネタとして使われる太平洋クロマグロの資源量は乱獲により激減し、乱獲が始まる前の4％以下まで落ち込んだとされ、過去最低レベルを示しています。つまり、残りの96％はここ数十年の間に漁獲され、消費されたことになるのです。

クロマグロには、太平洋クロマグロ、大西洋クロマグロ、ミナミマグロの3種類がありますが、国際自然保護連合（ＩＵＣＮ）のレッドリスト（絶滅のおそれのある野生生物リスト）では、ミナミマグロが「絶滅寸前」、大西洋クロマグロも「絶滅危惧」に指定されています。

最近では、生け捕りにした若い魚に餌を与えて太らせる「畜養」という方法で、マグロを養殖する業者も増えてきていますが、捕獲時や養殖する過程で死んでしまったり、若い魚の乱獲につながるといった問題も指摘されています。また、養殖するにしても、クロマグロやミナミマグロを1kg太らせるためには、イワシなどの餌が10～25

kg必要とされ、イワシの乱獲にもつながっています。
また、激減しているのは魚だけではありません。飼料用穀物を生産するために森林を伐採すれば、野生動物の生息場所が狭められ、生きていくことができなくなります。森林が減少すれば、地球温暖化も進み、地上の生物だけでなく海の生物にも大きな影響を与えることになります。

こうした乱獲や自然環境の激変により、いまや1万種以上の動物に絶滅のおそれがあるといわれ、なかには、すでに絶滅してしまった種もあります。とくに、海に棲む生物の絶滅のスピードは加速度的で、「魚をはじめとする海洋生物の数は２０４８年までに壊滅的に激減する」と予想する科学者もいるほどです。

地球上から海洋生物や野生動物がいなくなることは、人間が暮らす自然環境を脅かすことにもなります。「食」を含め、自分のライフ・スタイルを見直すことが、地球の未来につながるのではないかと思うのですが、いかがでしょうか。

私たちにできること

私がヴィーガンになったきっかけは、健康上の問題でしたが、ローフードの勉強をする過程で肉を生産する動物たちの悲惨な状況を知り、「もう、肉は食べなくてもいい」と決意しました。

「動物を苦しめてまで肉を食べる必要があるだろうか？」

そう思ったのです。

それまで普通に肉や魚、卵、乳製品を食べていた私でしたが、意外にも肉・魚・卵はあっさりやめることができました。ただし、第1章にも書いたように、乳製品だけはなかなかやめられず、しばらくの間、困りました。

ですので、やれるところから実行すればいいと思っています。

いつもより野菜を増やした食事にするとか、肉料理を減らすとか、あるいは週に1回だけでも動物性食品を食べないようにするとか、やり方は人それぞれです。そこから、「これなら食生活を変えられそうだ」と思えば、もっと野菜を増やして、肉を減らせばいいのです。

野菜を中心とした生活になれば、身体が軽くなり、調子がよくなってくると思います。そうなれば、しめたもの。あなたもヴィーガンの仲間入りです。

私がヴィーガンになって困ったのは、洋服や化粧品をどこで買ったらいいのかわからない、ということでした。日本にはヴィーガンの製品が少ないからです。

そこで、洋服を買う場合には、素材をチェックしています。品質表示にウールやシルク、皮革、ダウンなどと書いてあったら、いくら気に入ったデザインでも買いません。素材がわからない場合には、店員さんに「この洋服に毛は入っていますか？」とか、「私、動物の毛は合わないんです」とか、「動物性のものは使えないので、コットン素材や麻、合成繊維のものがありますか？」と尋ねます。

店員さんに質問することは、とても大事なことです。自分で自分の行動を決める体験ができるからです。そうやって自分の人生を決断していくことが、自分の未来を切り開くことにつながるのです。ヴィーガンが単に食べることだけではなく、ライフ・スタイル全般に関わる思想だというのは、そのことを意味します。

話がそれてしまいましたが、洋服に関しては自分の目で確かめることがポイントです。最近では、動物由来の素材を使わないファッション・ブランドも登場しています。ネットで検索すれば、見つかります。

毛皮やダウンにしても、いまでは同じような機能を持つ代替可能な素材がたくさんあります。わざわざ動物由来の洋服を買わなくても、ファッションを楽しむことはできます。

私がよく利用しているのは「VEGAN CHIC」という靴とバッグのお店です。海外の複数のブランドを集めた店舗になりますが、ネットで購入することができます。

ところが、化粧品はそうはいきません。成分表を見ても、動物性由来のものを使っているかどうかがよくわからないのです。ましてや動物実験を行ったものかどうかなど、わかるはずもありません。

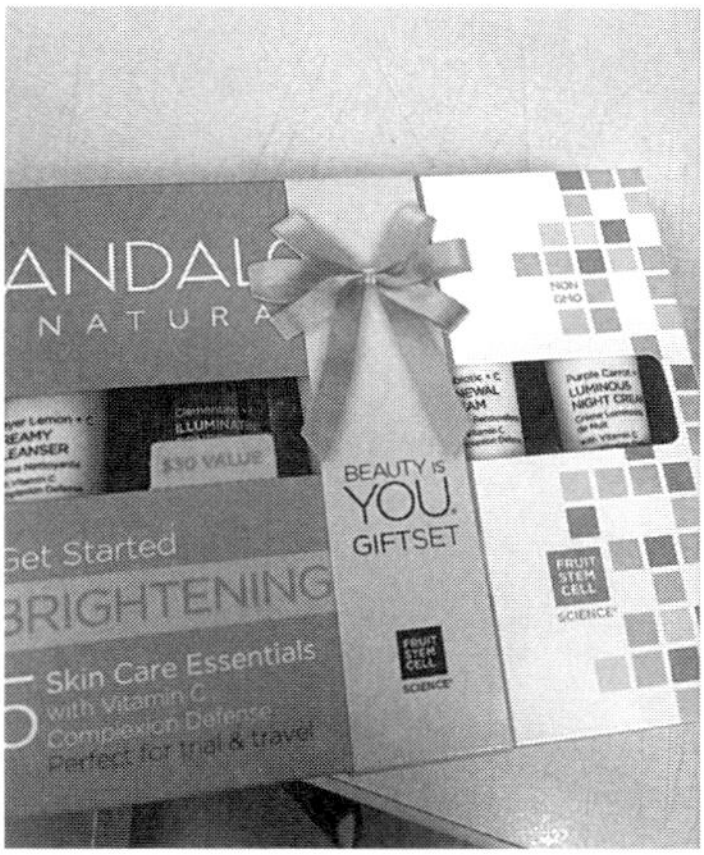

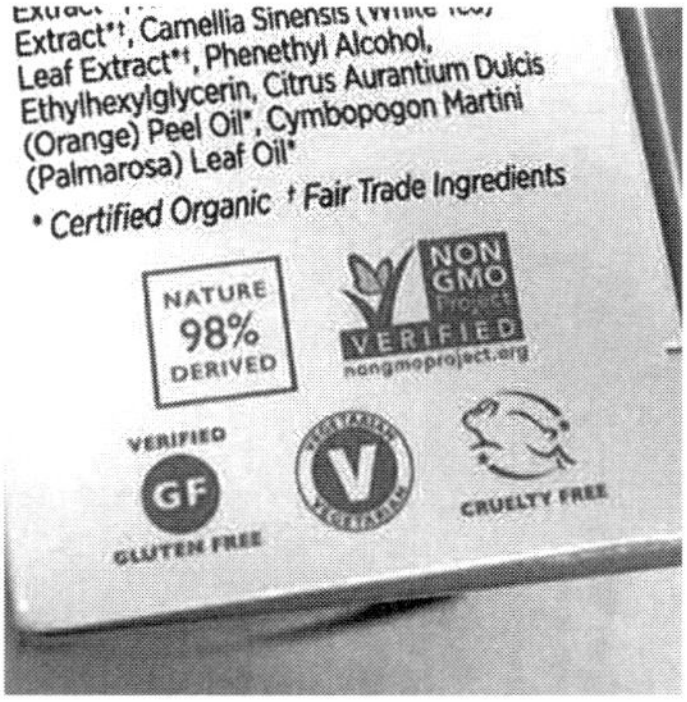

⬆箱の側面にはヴィーガン（V マーク）や動物実験なし（ウサギのマーク）の表示がある
⬅パッケージの表

そこで、私がよく利用しているのは、「iHerb」というアメリカに本社がある自然製品のオンラインストアです。サプリメントからハーブ、入浴、美容、食品、ベビー、スポーツ、日用雑貨品に至るまで、健康食品や自然由来の商品を扱っています。

アメリカのヴィーガン商品には、裏にウサギのマークが表示されています。このマークは「動物由来の成分は使われておらず、動物実験も行われていない」ことを証明するものです。

今、私が使用している基礎化粧品（**写真**）は「iHerb」で購入したものです。絞り込み検索で「vegan　動物実験なし」の項目にチェックを入れ検索すると該当する商品が出てきます。

日本の商品は表示がないので、購入する前にパッケージを見てもヴィーガンなのかわからないため、結局自分で調べたりするので、少し手間がかかります。

しかし、消費者の行動次第では、「ヴィーガン」や「動物実験なし」の表示をしている商品が開発される可能性もあります。

日本にはまだまだヴィーガンが少なく、消費者の声も小さいのが現状ですが、いずれはヴィーガン向けの商品が発売されると信じています。読者の皆さんで、日本製でヴィーガンを表示している商品があれば、ぜひ教えてください。

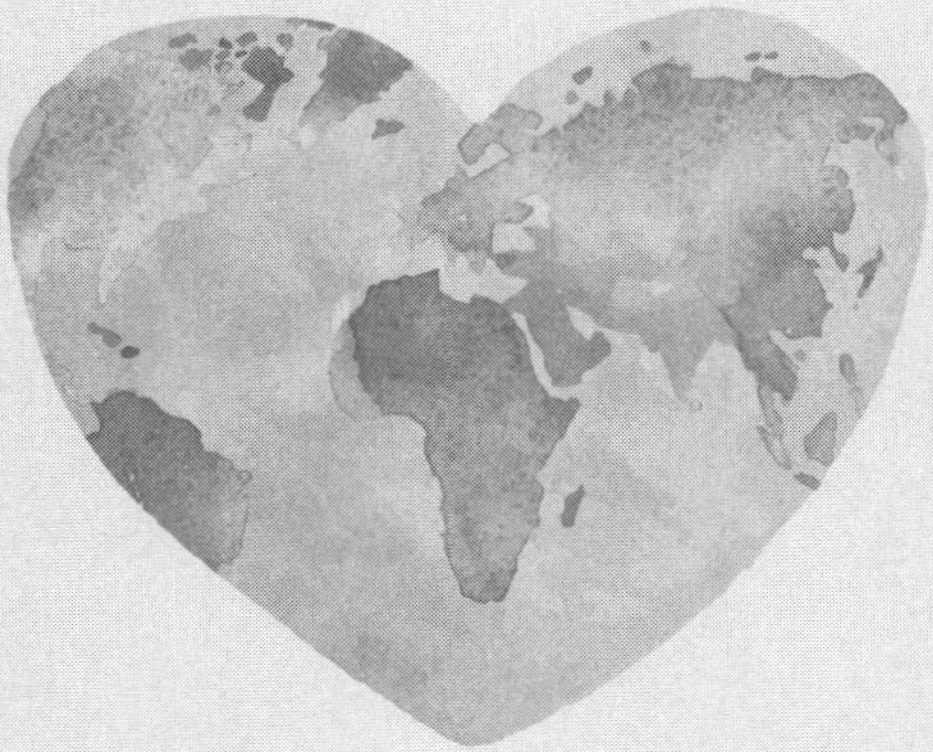

第3章

自然・健康・食べ物の哲学との出合い

ナチュラル・ハイジーンと私

私はローフードを中心とした食生活を送っていますが、菜食にもいろいろなスタイルがあります。

たとえば、東洋思想である陰陽の考え方を取り入れ、玄米や野菜、海草などを使った伝統的な日本食を提唱する「マクロビオティック」、生の玄米と野菜をすりつぶした青汁などの少食療法を基本とする「西式甲田療法」、仏教の戒律に基づき、精神修養に適した調理を行う「精進料理」などがあります。

いずれも菜食が基本で、動物性食品を避けるという点で共通しています。どの方法を選ぶかは個人の好みや体質・環境によると思います。

私はたまたま出合ったのがローフードでした。

第1章で述べたように、私がローフードを食事に取り入れるようになったのは、『フィット・フォー・ライフ』という本がきっかけです。

私はこの本に触発され、生の野菜と果物を食べることが健康的な生活をもたらしてくれることを知ったのです。それと同時に、これまで習慣となっていた肉食という行為が動物たちを悲惨な状況に追いやり、ひいては地球の環境と貴重な資源に打撃を与えていることを知ったのでした。

『フィット・フォー・ライフ』は単なる食事法を説いたものではありません。自分の生き方を変える哲学書のようなものです。なぜなら、食べ方を変えるということはとても勇気のいることで、これまでの生き方を変えることにもつながるからです。そして、この本の根本原則は「ナチュラル・ハイジーン」という自然哲学にあります。

では、ナチュラル・ハイジーンとは一体、なんなのでしょうか？

ひと言でいうなら、食事をはじめとする生活習慣を改善し、自分の身体の中を清潔にするということです。それは地球をきれいにすることになり、ひいては地球と人類との調和を促すことにもつながっていきます。

ナチュラル・ハイジーンは、１８３０年代にアメリカの医師たちによって提唱されましたが、その起源は遠く古代ギリシャにまでさかのぼることができます。第2章でも紹介しましたが、現代医学の父とも呼ばれるヒポクラテスは「あなたが食べるものは、あなたにとっての薬である」と語り、「人間の健康は何を食べるかによって決まる」と説いています。

そもそも私たちの身体は、食べ物の栄養によって健康を保っています。身体に良質な栄養が与えられることで健康な血液が作られ、身体の組織を活性化させているのです。それと同時に、脳の細胞組織にも影響を与えます。身体が元気になると心の状態も安定してくるのは、そのせいです。

世界保健機関（WHO）は「健康」を次のように定義づけています。

「健康とは、病気でないことや弱っていないことをいうのではなく、肉体的にも、精神的にも、社会的にも、すべてが満たされた状態にあることをいいます」

まさにナチュラル・ハイジーンの教えは、WHOの定義を実践するものといえます。それは簡単にいうと、「動物を食べない」「プラントベースのホールフード（未精製・

未加工の自然丸ごとの植物性食品）を食べる」ということです。

私にとってナチュラル・ハイジーンとは、ヴィーガン・ライフを快適に過ごすための指針のようなものです。太陽の恵みによって育つ野菜や果物を食べることは、地球や宇宙とつながっていることを意味するからです。

実際、食べ物を通して人間と自然が一体となるという感覚があります。それが私の日々の生活のエネルギーとなっているのです。

人間には毒となる老廃物を排除する機能がある

人間には約37兆2000億個もの細胞があるといわれますが（1人の人間には約60兆個があるといわれてきましたが、最新の研究では約37兆個という発表がありました。どちらにしても想像を超えた数ですね）、毎日3000〜8000億の細胞が死んでいき、老廃物として腸や膀胱《ぼうこう》、皮膚や肺を通して排出されます。たとえば、皮膚の細胞は死ぬと垢《あか》となって剥《は》がれ落ち、新しい細胞が生まれます。これを新陳代謝《しんちんたいしゃ》といいますが、この生まれ変わりがうまくいくことで、私たちの身体は正常に機能しているのです。

一方、死んでしまった細胞がいつまでも体内に残っていると、私たちの身体にとって有害なものになってしまいます。死んだ細胞は老廃物として早く体外に排出させなければいけません。それができないと、老廃物が毒素となって身体を巡り、健康を損ねてしまいます。

ナチュラル・ハイジーンの根本原理は、私たちの身体には生まれながらにして、体内の老廃物を排出する「浄化力」、病気を回復させる「治癒力」、体調を整えるための「機能維持力」が備わっているという考え方にあります。

こうした人間の浄化力、治癒力、機能維持力は、身体に合った食生活をしていれば、きちんとその能力を発揮します。身体にいいものを食べていれば、新陳代謝もうまく働き、毒素もスムーズに排出されるのです。

けれども、身体に悪いものばかり食べていたら、浄化力や治癒力、機能維持力がうまく働きません。その結果、死んだ細胞などの老廃物や加工食品などに含まれる添加物などの毒素が体外に排泄されず、血液に流れ出てしまいます。現代人は、新鮮な生の食べ物より加工された食品を食べることが多くなっています。生のままの生命力にあふれた食材を、わざわざ煮たり、焼いたり、フライにしたりしているのです。

ナチュラル・ハイジーンの考え方では、私たちの身体は加熱処理した食べ物や添加物などの多い食材を処理するのに向いていないとされています。そうした食べ物をたくさん摂ると処理しきれなくなり、体内に蓄積されてしまうのです。消化と吸収がうまく行われなくなるんですね。

こうして体内に老廃物がたまっていくと、毒素となって細胞組織を傷つけるようになります。

「最近、太ってきたな」と思ったら、それは体内に毒性の老廃物がたまってきているのかもしれません。肥満は生活習慣病の始まりともいえます。

肥満を防ぐためにも、人間が本来持っている「浄化力」「治癒力」「機能維持力」を発揮できるような食生活が大切なのです。

人間には食べるのにふさわしい時間帯がある

一日は24時間周期で巡っていますが、私たちの身体にも24時間周期のリズムがあります。人間は生きている間、毎日、ある一定のサイクルによって食べ物を処理しているのです。その処理する能力は大きく3つに分けられ、時間帯によって働き方が異なります。この3つのサイクルがうまくかみ合っているときに、もっとも機能的に働くといわれています。

その3つのサイクルとは、食べ物を身体に取り入れ（補給）、その食べ物の一部を吸収し（同化）、使われなかった食べ物を捨てる（排泄）というものです。私たちの身体は、この3つのサイクルをくり返していますが、一日のうちでそれぞれの機能がもっとも活発になる時間帯があるのです。

それは次のようなサイクルになります（**図表3**）。

図表３　効果的な食べ方

- 正午〜午後8時　補給（食べ物の摂取と消化の時間帯）
- 午後8時〜午前4時 同化（食べ物の吸収と利用の時間帯）
- 午前4時〜正午　排泄（体内の老廃物と食べ物カスの排出の時間帯）

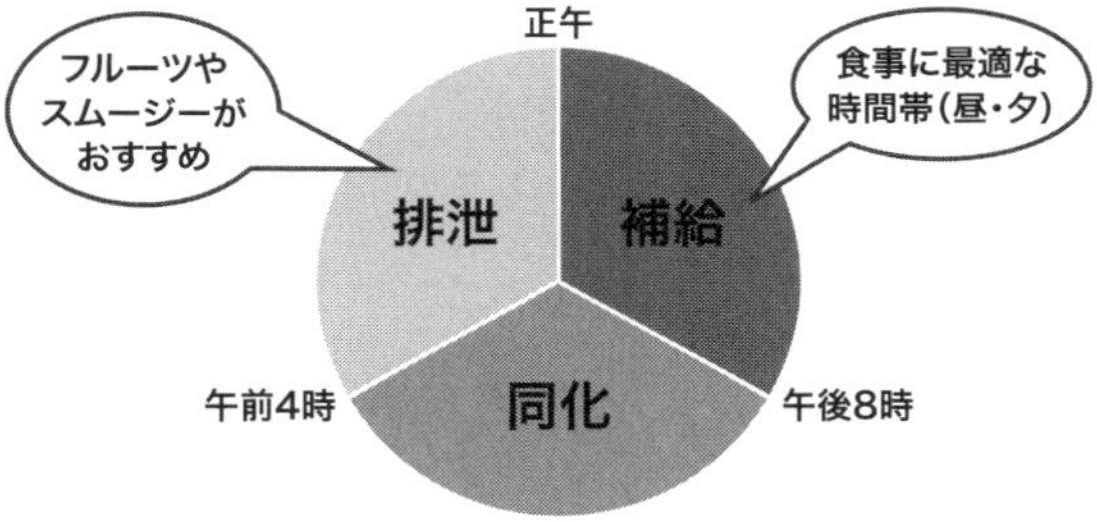

一日を3つの時間帯に分ける

（ナチュラル・ハイジーンを参考に）

◎正午〜午後8時――補給（食べ物の摂取と消化の時間帯）

◎午後8時〜午前4時――同化（食べ物の吸収と利用の時間帯）

◎午前4時〜正午――排泄（体内の老廃物と食べ物カスの排出の時間帯）

このサイクルの時間帯を見ると、午前４時から正午までは「排泄」の時間帯になっています。朝から正午までの時間を「排泄」に使えば、身体の中にたまっている老廃物が排出され、毒素が体内に蓄積されることはありません。便秘気味だった人は快便になり、日に

1回は排便があるという人も日に数回の排便も珍しくなくなります。それと同時に、肩こりや頭痛、腰痛、便秘、ニキビ、肌荒れなどの不快な症状に悩まされることもなくなるでしょう。ちなみに私は、朝食はほとんど食べません。もし食べるなら、新鮮なフルーツや手作りのスムージーを摂ることが多いです。

午前4時から正午までの「排泄」の時間帯が終わると、次第にお腹が空いてきます。それは正午から午後8時までが「補給」の時間帯だからです。この時間に食事を摂るのがもっとも効率がよく、消化も活発に行われます。

そして、午後8時から午前4時までは、食べ物から抽出された栄養を体内に吸収し、同化させる時間帯となります。食べたものがきちんと消化されるためには、食後3時間以上を置くのが理想です。となると、夕食は「補給」サイクルの終わりの午後8時より3時間前となります。つまり、午後5時に夕食を食べ終わることができれば、午後8時から午前4時までの「同化」が予定どおり行われるわけです。

この3つのサイクルに合わせた食生活をしようと思ったら、とても日に3食は食べられないじゃないか、と文句を言われそうですが、一日に3度も食事をする必要はないのです。そもそも3回も食事をするようになったのは最近のことです。

古代ギリシャやローマ時代の全盛期には、日に1回の食事が普通だったといわれています。国を守るために敵国と闘う屈強な兵士たちも、一日の仕事を終えた後、食事をしていたのです。食べ物がお腹に入ると仕事の能率が下がるというのが、その理由でした。日本でも日に3回という食習慣が一般的になったのは、室町時代からだといわれています。

もし朝に何か食べたいと思ったら、果物を食べることをおすすめします。果物については次項で詳しく述べますが、果物は消化にほとんどエネルギーを使わない食べ物なのです。これなら「排泄」が妨げられずに快適な午前を過ごすことができます。

人間の身体にふさわしい食べ物は「果物」と「野菜」

私たち人間はいうまでもなく、霊長類の仲間です。その霊長類であるオランウータンやチンパンジー、ゴリラはふだん何を食べているでしょうか?

そうです、果物や野菜が主食ですね。

たとえば、チンパンジーの食事内容を見ると、50%が果物で、40%が軟らかい木の葉や草、5%が木の根などです。たまにシロアリやアリなどを食べることもありますが、その割合は4%以下でしかないといわれます。

人間とチンパンジーは約600万年前に分かれて、それぞれに進化したといわれますが、私たちの身体の機能はチンパンジーと酷似していることがわかっています。

たとえば、2001年1月には、雑誌ネイチャーが「人間とチンパンジーとの遺伝子配列は非常に似ていて、その違いはわずか1・23%にすぎない」と発表しています。

さらに、マサチューセッツ工科大学の利根川進教授も「私たちとチンパンジーは、体毛や頭脳の発達にほんの少しの違いが見られるだけで、解剖学的に見ると、身体の構造や消化器官など、すべての代謝機能は非常に似通っている」と語っています。

人間は進化する過程で、肉を食べる習慣を身につけたといえますが、もともとは果物や野菜を食べていたのです。それは遺伝子レベルでも証明されています。だとすれば、現在、一般的にいわれている「人間は動物性タンパク質を摂らないと健康を維持できない」という言説には信憑性がないということになります。

そもそも戦前の日本人の食事は一汁一菜の粗食ともいうべきものでした。けれども、農民は普通に畑仕事をし、60kgもある米俵を担いでいたのです。肉を食べなくても、筋肉隆々で力持ちでした。

ところが、太平洋戦争以降、アメリカの栄養学の知識が日本人に普及し、動物性タンパク質を摂るように指導されるようになりました。それから日本人の食生活が西洋化し、植物性食品から動物性食品を中心とした食事に変わっていったのです。

けれども、その結果はどうでしょうか？

がんや糖尿病、心臓病、脳卒中などに罹《かか》る人が増えています。これは、人間の身体が肉食よりも「果物や野菜を食べることに適している」ことを物語っているとはいえないでしょうか。

水分の豊富な果物と野菜で身体を浄化する

私たちの身体の50〜70％は水分でできています。体重の約65％を占める水分の約3分の2は細胞の中に存在し、残りの3分の1は細胞と細胞の間にある細胞間液と血液に含まれています。体内に水分があることで生命は維持され、水分がなければ4〜5日しか生きることはできないといわれています。

それほど重要な水分です。ですから、栄養に富んだ生命力のある水が必要なのです。体内に蓄積された老廃物を洗い流すのに最適な食べ物こそ、水分の豊富な果物と野菜なのです。

普通の水と果物や野菜の水分の違いは、そこに含まれている栄養素の中身です。果物や野菜には、糖やミネラル、ビタミン、食物繊維、酵素などがたっぷりと含まれています。これらの栄養素を含んだ水分が血液に乗って全身を巡り、全身の細胞に運ばれていきます。

そして、栄養素を運んだ帰りには、細胞から出された老廃物を集めて体外に排出します。水分が不足すれば、こうした栄養素の運搬と老廃物の排泄がうまく機能しなくなります。そのままにしておけば、老廃物が体内に蓄積され、体調が悪くなったり、病気の原因になったりします。

ナチュラル・ハイジーンでは、少なくとも食事の70%を果物と野菜にしたほうがいいとアドバイスしています。もちろん、生で食べることをすすめています。そうすることで、体内の毒素を洗い流すことができるからです。

毎日、顔を洗い、シャワーを浴びるのと同じように、体内の汚れも洗い直す必要があります。それを怠れば、健康を損ねる結果になってしまうのです。

果物は最高のエネルギー源になる

「果物には果糖が多く、食べすぎると太る」と誤解されている方がいます。確かに、バナナなどの糖分の豊富な果物を食べすぎれば太るかもしれませんが、適量を食べることは問題がありません。

むしろ、人間が必要とするエネルギー源として最高の食べ物といえます。

私たち人間は、エネルギー源がなければ、呼吸をしたり、心臓を動かしたり、運動をしたり、ものを考えたり、食べ物を消化したりすることができません。車はガソリンがないと動きませんが、それと同じように、人間の身体もエネルギーとなる栄養素がなければ、内臓や筋肉などを動かしたりすることはできないのです。

果物の場合、胃にとどまっている時間はわずか20分ほどだといわれます。そのため、果物のエネルギー転換率は90％もあります。消化に使われるエネルギー量は、その果物が身体に与えてくれる総エネルギー量のわずか10％にすぎません。

それに比べて、炭水化物である米はその消化に30％もエネルギーを使います。肉にいたっては70％ものエネルギーを消化に使っているのです。

果物の持つ浄化能力については、フラミンガム心臓病研究のリーダーで、ハーバード大学医学部のウィリアム・カステリ教授が「果物には驚くべき成分が含まれ、心臓病や心臓発作を起こす危険を減らす働きを持っている。その物質は血液が濃くなりすぎるのを防ぎ、動脈硬化などの危険性を軽減する」と語っています。

フラミンガム心臓病研究とは、１９４９年からアメリカ・マサチューセッツ州フラミンガム町の住民を対象に行われている疫学研究で、現在も継続されています。この研究で、「野菜と果物の摂取を増やすと、心臓病のリスクが低下する」というデータが示されたのです。その他の研究でも、野菜や果物を多く食べているグループでは、心臓発作を起こす人が少ないことが明らかにされています。

果物は新鮮なものを単体で食べるのがおすすめ

果物には身体を浄化する働きがありますが、注意してほしいことが2つあります。ひとつは、新鮮で熟したものでなければ、その力を十分に発揮することはできないということです。

たとえば、缶詰や果物のコンポート、濃縮還元ジュースなどは加熱・殺菌処理されているため、ビタミンや食物酵素が壊れています。

これらは体内を浄化するどころか、身体に負担となってしまいます。体内の毒素を浄化し、体外に排出させるためには、生の果物を食べるか、新鮮なフルーツジュースやスムージーを飲むことが必要なのです。

また、フルーツジュースの場合、飲み方にもポイントがあります。ひと口飲んだら唾液とよく混ざるように、ゆっくりと噛むようにして飲み込んでください。ガブ飲みは禁物です。なぜなら、ジューサーで作るフルーツジュースは皮や種などが取り除かれるため、食物繊維が少ないからです。

食物繊維の少ないジュースを一気に飲むと、果物に含まれている糖が一気に血液に流れ込み、血糖値を上げてしまいます。どうしても、ガブ飲みしてしまうという人は、同量の水で薄めるといいでしょう。

それに対して、ミキサーで作るスムージーは皮や種などを丸ごと細かく刻むため、食物繊維や栄養素が豊富に含まれています。フルーツジュースに比べて、糖の吸収がおだやかで、血糖値が急激に上がることがなく、安心です。

ひとつ覚えてほしいことは、果物を食べた後に果物以外のものを食べるときは、20〜30分置いてから食べるようにすることです。外食をしたときなど、食後のデザートとして果物が出てくることがあるかもしれませんが、消化の負担になるので、できれば控えてください。

果物と野菜にはタンパク質が豊富に含まれている

「肉を食べなければ、スタミナがつかない」

そういわれて肉や魚を食べるようになった人は多いと思います。ほとんどの人は肉や魚を食べなければタンパク質は摂れず、筋肉もつかないと思い込んでいます。以前の私もそうでした。

けれども、人間の身体を構成しているタンパク質は、タンパク質を食べることによって作られているのではありません。食べ物の中に含まれているアミノ酸によって作られます。肉を食べたからといって、それがそのまま人間のタンパク質になるわけではないのです。

タンパク質は体内で消化され、その構成物質であるアミノ酸に分解されることで、ようやく身体が必要としているタンパク質を合成することが可能になります。重要なのはタンパク質ではなく、アミノ酸なのです。

もちろん、肉や魚のタンパク質にもアミノ酸は含まれています。けれども、タンパク質には壊れやすい性質があり、調理などで熱を加えると破壊したり、凝固したりしてしまうのです。これではアミノ酸としての役割を果たせなくなってしまいます。

加熱した肉や魚のタンパク質は、有害なものとして体内に残り、それを排泄するため身体に余計な負担を強いることになります。なにしろ、動物性のタンパク質食品を食べると、消化するのに12~24時間もかかってしまうからです。身体の栄養となるどころか、身体の浄化のためにエネルギーを消耗し、体重も増えてしまうかもしれないのです。

肉や魚に含まれているアミノ酸を有効に使うためには、生で食べるしかありません。日本人は魚をお刺身として生で食べる習慣がありますが、いつもお刺身を食べるわけにはいかないでしょう。馬刺しや牛レバ刺しなど、肉を生で食べるのが好きな人もいますが、食中毒のおそれもあり、おすすめできません。

では、アミノ酸を摂取するためにはどうしたらいいのでしょうか？

そもそもアミノ酸には23もの種類があり、そのうち15種類は体内で合成することができますが、残りの8種類は食べ物から摂取する必要があります。この8種類のアミノ酸を「必須アミノ酸」といいますが、実は、それらの必須アミノ酸をまんべんなく含む食べ物があります。

それが果物、野菜、ナッツ類、種子類、豆類なのです。

ちなみに、野菜にはタンパク質がどれくらい含まれているか、表にしてみましたので、ご覧になってください。

果物や野菜、ナッツ類、キノコ類、小麦や米などにもタンパク質が含まれているこ

図表４　野菜のタンパク質一覧

（可食部 100ｇ当たり）

食品名	タンパク質
バナナ（乾燥）	3.8
アボカド	2.5
バナナ（生）	1.1
メロン	1.1
オレンジ	1.0
キウイ	1.0
サクランボ（国産）	1.0
ライチー（生）	1.0
イチゴ	0.9
グレープフルーツ	0.9
ミカン	0.7
リンゴ	0.2

チンゲン菜（生）	0.6
ホウレンソウ（生）	2.2
ブロッコリー	3.5
大根葉（生）	2.2
ヨモギ（ゆで）	4.8
サラダ菜（生）	1.7
リーフレタス	1.4
サニーレタス	1.2
ロケットサラダ（ルッコラ）（生）	1.9
ワラビ（ゆで）	1.5
ケール（生）	2.1

クルミ（煎り）	14.6
アーモンド（乾）	18.6
カシューナッツ	19.8
ヒマワリの種（フライ）	20.1
カボチャの種（煎り）	26.5

シイタケ（生）	3.0
シイタケ（ゆで）	2.4

食品名	タンパク質
ブナシメジ（ゆで）	2.7
エリンギ（生）	3.6
マッシュルーム（ゆで）	3.8

生ワカメ	1.9
ヒジキ（干し）	10.6
焼ノリ	2.3

大麦（米粒麦）	7.0
大麦めん（ゆで）	4.8
小麦（国産、生、玄麦）	6.5
うどん（ゆで）	2.6
玄米（炊き）	2.8
白米（炊き）	2.5
七分づき（炊き）	2.6
赤飯	3.9
はとむぎ（精白生）	13.3
アマランサス（生）	12.7

そば（全粒粉）	12.0
そば（ゆで）	4.8
トウモロコシ（ゆで）	3.5
ニンジン（皮むき）（ゆで）	0.6
ダイコン（皮むき）（生）	0.4
タケノコ（ゆで）	3.5
ナス（生）	1.1
ビート（生）	1.6
レンコン（生）	1.9
ヤーコン（生）（水煮）	0.6

ナッツ、種子類はタンパク質を摂るのに適していますが、脂質も多くてカロリーが高いです。食べすぎないように気をつけてね！

出典：『日本食品標準成分表 2010』※ヤーコンのみ 2015 年版　　作成：Vegan　Doctor　ふかもりふみこ

図表５　100㎉当たりの栄養価

（ ）内は単位	ブロッコリー（ゆで）	ホウレンソウ（ゆで）	ひよこ豆（ゆで）	大豆（ゆで）	サーロインステーキ和牛（ゆで）	卵（ゆで）	鳥のささ身（ゆで）
タンパク質(g)	13.0	10.4	5.5	8.4	2.3	8.5	21.6
食物繊維(g)	13.7	14.4	6.7	3.7	0.0	0.0	0.0
カルシウム(mg)	122.1	276.0	26.1	44.9	0.6	33.8	7.0
鉄(mg)	2.6	3.6	0.7	1.2	0.2	1.2	0.5
マグネシウム(mg)	63.0	160.0	29.6	56.8	2.4	7.3	18.4
カリウム(mg)	666.5	1960.0	203.0	301.0	36.0	86.1	245.5
亜鉛(mg)	1.1	2.8	1.0	1.1	0.6	0.9	2.1
ビタミンB1(mg)	0.22	0.20	0.09	0.10	0.01	0.04	0.08
ビタミンB2(mg)	0.33	0.44	0.04	0.05	0.02	0.26	0.10
ビタミンB3(ナイアシン)(mg)	1.48	1.20	0.23	0.23	0.72	0.01	9.64
ビタミンB6(mg)	0.44	0.32	0.10	0.06	0.05	0.05	0.58
ビタミンC(mg)	199.9	76.0	0.0	-	0.0	0.0	0.0
β-カロテン(μg)※1	2851.3	21600.0	-	1.7	0.0	2.0	0.0
α-トコフェロール(mg)※2	6.3	10.4	1.0	0.9	0.1	0.7	0.1
脂質(mg)	1.5	1.6	1.5	5.6	9.5	6.6	0.9
糖質(g)	4.4	2.8	11.6	0.9	0.0	0.9	0.0
重量(g)	370.0	400.0	58.5	56.8	20.0	66.2	88.7

『2015年版日本食品成分表』を参考にして計算

※１：β-カロテンの値／※２：α-トコフェロールの値

とがおわかりになると思います（図表４）。

また、１００㎉当たりの栄養価を野菜と動物性食品とで比べてみると（図表５）、ブロッコリーのほうがサーロインステーキの５・６倍もタンパク質が多く、カルシウムは約２０３倍、マグネシウムは約26倍もあります。

マグネシウムは近年注目されているミネラルで、血糖値を下げる作用や骨を強くする働きがあるといわれています。いくらカルシウムを摂ってもマグネシウムが足りなければ、骨を強くすることはできないのです。

また、マグネシウムは全身の細胞が使う代

謝酵素を活性化させるのに必要で、この代謝酵素がなければ傷ついた臓器を修復することもできません。マグネシウムは私たちの身体にとって、とても大事な栄養素なのです。

以上のように、ブロッコリーがいかにヘルシーで、栄養価が高いかがおわかりになると思います。

私がヴィーガンになったとき、知り合いから「肉食をやめたらタンパク質が足りなくなるんじゃないの?」と心配されました。しかし、肉を食べなくても果物と野菜を摂っていれば、タンパク質が不足することはないのです。

考えてもみてください。野生のゴリラは人間の何倍もの力があり、90kgの人間を遠くに投げ飛ばすほどの腕力があります。けれども、そんな彼らが食べているのは肉ではありません。果物や植物を食べています。それでもタンパク質が摂れ、筋肉がつくのです。

「肉を食べなければ、スタミナがつかない」という言説は、現代人が作り上げた迷信に過ぎないといえるのではないでしょうか。

タンパク質を貯蔵する「アミノ酸プール」

私たちは「毎日のようにタンパク質を摂らなければ、生命を維持できない」と思い込んでいます。けれども、実際には人体に約37兆２０００億個あるといわれる細胞のひとつひとつで、タンパク質のリサイクルが行われています。古くなったタンパク質や異物などを集めて分解し、分解してできたアミノ酸を使って新たなタンパク質を合成しているのです。

細胞内にこうした働きがあることは、１９７４年にノーベル医学生理学賞を受賞したベルギーのドデューブ博士により１９６０年代に発見されていました。けれども、その仕組みについてはよくわからなかったのです。

この働きを解明したのが、２０１６年にノーベル生理・医学賞を受賞した東京工業大学の大隅良典名誉教授です。大隅教授は、細胞内部で自分自身を食べる（分解する）

オートファジーのメカニズムを解明し、古くなったタンパク質がアミノ酸に分解されて再利用される仕組みを明らかにしたのです。

しかも、人体には「アミノ酸プール」という奇跡のようなメカニズムも備わっています。これは、食べ物を消化してできたアミノ酸や、タンパク質の老廃物をリサイクルしたアミノ酸など、さまざまな種類のアミノ酸を集めて貯蔵する機能のことです。

このアミノ酸プールに貯蔵されたアミノ酸は、血液やリンパ組織の中を循環し、身体がアミノ酸を必要としたとき、すぐに使われるようになっています。

ちなみに、リサイクルされるのは老廃物となったタンパク質の70%に上るといわれています。このようにタンパク質がリサイクルされるのであれば、必要以上にタンパク質を摂る必要はなくなります。「動物性タンパク質を摂らなくては」と強迫観念にとらわれている人には、少し冷静になってほしいと思います。

動物性タンパク質を過剰に摂ると有害になる

タンパク質がリサイクルされることはすでに述べましたが、だとすると、私たちは必要以上にタンパク質を摂っていることになります。

実は、人体が一日に失うタンパク質の量はわずか23gです。ところが、厚生労働省が定めているタンパク質の必要摂取量は、男性で60g、女性で50gもあります。これではタンパク質の摂りすぎです。

タンパク質を摂りすぎると、分解される過程で窒素になり、アンモニアに変化します。アンモニアは猛毒で、人体にとって有害なものです。そのため、肝臓で無害な尿素に変換され、腎臓を通って尿として排出されます。

このようにして毒素を排出するわけですが、タンパク質を毎日のように食べていると過剰摂取となり、より多くの窒素を尿に変換しなければならなくなります。それは肝臓と腎臓にとって大きな負担になってしまいます。

また、肉などの動物性タンパク質を多く摂っていると、尿路結石になりやすくなります。動物性タンパク質は、体内でシュウ酸や尿酸などを増やしますが、その大半は腸の中でカルシウムと結びつくことで便として体外に排泄されます。

ところが、腸で吸収しきれなかったシュウ酸は、尿として排泄されるときに尿に含まれているカルシウムと結合してしまうことがあるのです。そうすると、結石となって尿管を詰まらせる原因となってしまいます。

さらに、動物性タンパク質を摂りすぎると、腸内環境を乱すことにもなりかねません。なぜなら、体内に吸収されなかったタンパク質がそのまま腸に送り込まれると、悪玉菌の餌になってしまい、腸内環境が乱れてしまうからです。

そうなると、腸の運動が弱まり、食中毒などを起こしやすくなったり、発がん性のある有害物質が作られてしまう可能性もあります。

その点、植物性タンパク質は、動物性タンパク質より身体にやさしく、負担も少なくてすみます。しかも、植物性食品には、動物性食品には含まれていない食物繊維や抗酸化物質、ファイトケミカルなど、身体に有益な栄養素が多く含まれています。それらは生活習慣病の予防や改善に不可欠な栄養素でもあるのです。

確かに、タンパク質は私たちの身体になくてはならないものです。その種類は約3万～10万種ともいわれ、それぞれが独自の働きをしています。たとえば、身体を動かしたり、栄養や酸素を運んだり、免疫機能を働かせたりして身体の機能を維持しているのです。

しかし、過ぎたるは及ばざるがごとし。動物性タンパク質を多く摂りすぎると弊害があることを知っておいてほしいと思います。

果物と野菜はビタミンとミネラルの宝庫

タンパク質、脂質、糖質の三大栄養素とともに、人間の身体を維持するのに不可欠なのがビタミンとミネラルです。そのビタミンとミネラルが豊富に含まれているのが野菜と果物だということは、いまさら強調するまでもないことだと思います。

ビタミンとミネラルは微量栄養素といわれ、ごく少量で身体の機能を維持させるのに役立っています。生命にとって欠かせない栄養素といえるでしょう。

ところで、植物性食品を中心とした食事をすると、ビタミンB12が不足するといわれます。確かに、ビタミンB12は牡蠣《かき》などの魚介類やレバーなどに多く含まれているため、「動物性食品を食べずにいると不足するのではないか」と心配する人もいるようです。

ビタミンB12は不足すると赤血球が減ったり、悪性の貧血になったり、肩こりや腰痛、しびれや神経痛、視神経炎などを起こすこともあります。

ビタミンB12は少量ながら肝臓に蓄えられているので、動物性食品を食べなくなったからといってすぐに支障が出るわけではありません。しかし、ヴィーガンになって数年経つと不足することがあります。

ビタミンB12が含まれている植物性食品としては、海苔や海草などがありますが、私はニュートリショナルイーストを食事に取り入れています。これは糖蜜を発酵させた酵母で、見た目は黄色いパウダー状のものです。サラダやパスタなどにトッピングとして振りかけると、おいしくいただけます。オーガニック食品を扱っているお店やネットショッピングでも買うことができます。私のおすすめはオンラインショップ「ナッシェル」（http://natshell.jp/）が販売しているものです。私個人の好みですが、こちらのニュートリショナルイーストが一番おいしいと感じます。

最近では、動物性食品を食べている人でもビタミンB12不足になる人がいるそうです。なぜかというと、穀物の生産に化学肥料などを大量に使うため、土壌の栄養分が不足し、肉となる動物が食べる穀物にビタミンB12が不足してしまうからではないかといわれています。

そういう意味でも、有機農法や自然農法で野菜や穀物を作ることはとても大事なことだと思います。地球環境を守ることは、私たちの命を守ることにつながるのだと痛感します。

植物性食品には動物性食品にはない栄養素がある

果物や野菜にあって動物性食品にないもの、それは「食物繊維」と「抗酸化物質」、「ファイトケミカル」の３つです。

食物繊維は、穀物や野菜、果物、豆類などの植物性食品に豊富に含まれています。長い間、栄養学の分野では「食べ物のカス」と思われ、ないがしろにされてきましたが、近年は第6の栄養素とも呼ばれるようになっています。

食物繊維といえば、便秘予防に効果的なのはもちろんですが、それだけではありません。食物繊維が大腸に入って発酵・分解されると、ビフィズス菌などが増えて腸内環境をよくしてくれます。つまり、悪玉菌や食物などに含まれる有害物質を減らし、身体の中の老廃物をきれいに掃除してくれるのです。

一方、動物性食品ばかりを食べていると、便秘になるだけでなく、大腸炎やポリープ、大腸がんなどになるリスクが高くなってしまいます。最近の研究では、食物繊維を摂っていると、心筋梗塞や糖尿病、肥満などの生活習慣病の予防になるという報告もあります。

また、抗酸化物質とは、果物や野菜に含まれるβ《ベータ》カロチンやビタミンC、ビタミンEなどのことをいいます。

人間は生きるために呼吸をしますが、体内に取り入れられる酸素の2～3%は活性酸素になるといわれます。活性酸素は酸化力が強く、体外から侵入したウィルスや細菌を退治するプラスの面がある反面、身体を酸化させ、老化やがんなどの生活習慣病の要因になるというマイナスの面も持っているのです。

このマイナス面となる活性酸素は、ストレスや食生活の乱れ、食品添加物、喫煙、過度の紫外線などによって増えていき、細胞の老化を早めてしまいます。細胞が老化すると、肌の真皮の新陳代謝もうまく行われなくなり、肌にハリやみずみずしさを失い、シミやタルミを作ってしまう原因にもなってしまうのです。

実は、この身体の酸化を阻止するのが抗酸化物質なのです。βカロチンやビタミンC、ビタミンEを多く含む果物と野菜をたくさん食べれば、身体のサビを防ぐことができるのです。

さらに、植物に含まれている色素や香りの成分であるファイトケミカルも、活性酸素の増加を抑制する働きがあるといわれています。ファイトケミカルには、ブルーベリーやブドウ、ナスなどに含まれるアントシアニン、お茶などに含まれるカテキン、トマトなどに含まれるリコペン（リコピン）、トウモロコシやキウイ、ブロッコリー、ホウレンソウなどに含まれるルテイン、トウガラシの辛子成分であるカプサイシンなどがあります。

現在、ファイトケミカルは約１０００種類ほどが発見されていますが、実際にはもっとあるだろうと予想されています。これらのファイトケミカルが含まれている緑黄色野菜や淡色野菜をまんべんなく食べれば、体内の活性酸素を減らすことになり、がんや心臓病、脳卒中になるリスクが低くなるといわれています。

果物と野菜が身体を弱アルカリ性に保つ

人間の身体を流れる血液は、常にpH値７・35～７・４の弱アルカリ性に保たれています。血液のpH値が低すぎても高すぎても生きていくことはできません。pH値のバランスを一定に保つことは非常に重要なことなのです。

そのpH値のバランスを保つのに大きく関わっているのは、私たちが口にする食べ物です。食べ物そのものにアルカリ性食品と酸性食品があり、体調を維持するのに影響を与えています。

ちなみに、すっぱいものは酸性だと思いがちですが、そうともいえません。思わず顔をしかめてしまうようなレモンや梅干しは、実はアルカリ性食品です。

酸性食品の代表的なものには肉類、魚類、卵、砂糖、穀類などがあり、アルカリ性食品には果物、野菜、海草、キノコ、大豆などがあります。

実際には、酸性食品ばかりを食べたからといって、血液や体内のpH値が酸性に傾くことは滅多にありません。けれども、骨からアルカリ性のカルシウムを取り出して、pH値のバランスを一定に保とうとするため、骨が弱くなったりします。

さらに、酸性食品を多く摂っていると、疲れやすくなったり、スタミナ不足を感じたり、怒りっぽくなってイライラしたり、膨満感や体重の増加、アレルギー症状などが現れやすくなります。それを放っておくと、潰瘍《かいよう》や高血圧、心臓病、糖尿病、がんなどの生活習慣病を引き起こすおそれもあり、意識してアルカリ性食品を食べることが大切です。

果物や野菜はアルカリ性食品ですが、なかでもレモンとスイカはpH値が7・5もある強いアルカリ性食品といえます。とくにレモンは風邪や咳《せき》、ノドの痛み、胸やけ、胃のむかつきに即効性があり、身体をアルカリ性にする働きがあります。身体が酸性に傾いているかなと思ったときには、ティースプーン1杯のレモンの絞り汁に120ccの水を加えて飲むのもおすすめです。

レモンとスイカほどではありませんが、トウガラシや干しデーツ、干しイチジク、ライム、マンゴー、メロン、パパイヤ、パセリなども強いアルカリ性食品です。

そのほか、アスパラガス、キウイ、ブドウ、洋ナシ、パイナップル、レーズン、梅干し、リンゴ、アプリコット、アルファルファ、アボカド、バナナ、ニンジン、セロリ、ニンニク、グレープフルーツ、レタス、柿、カボチャ、ホウレンソウ、ブロッコリー、ピーマンなどもアルカリ性食品です。

体内のpH値のバランスを保つためには、食事内容をアルカリ性食品80％、酸性食品20％にするのが理想だといわれています。ご自分の食事内容をふり返り、酸性に傾いていると感じるようでしたら、果物や野菜などのアルカリ性食品を多く摂るようにしましょう。

脂質はオメガ3とオメガ6のバランスが大事

現代人は忙しく、コンビニなどでお弁当を買って済ませる人が多いようです。お弁当といえば、必ずといっていいほど入っているのが魚や肉などのフライです。フライは油で揚げてありますが、たとえ植物性の油であっても、油の摂りすぎは身体によくありません。

菜種や落花生、オリーブ、ゴマなどから抽出された油は、その製造過程でビタミンCやカロチン、ファイトケミカル、酵素などの栄養素を失ってしまいます。そのため、酸化しやすく、光や空気に触れると過酸化物質に変化します。それが体内に取り込まれると細胞を酸化させ、老化を早めてしまうのです。

さらに、高温に熱せられた油は、発がん性物質に変わります。炒め物や揚げ物をよく作る人は、油から放出される化学物質を吸うだけで肺がんのリスクが高くなるといわれています。

このような理由で、ナチュラル・ハイジーンでは、精製・加工した油は摂らなくてもいいといわれています。けれども、脂質には、熱を逃がさないよう体温を保ったり、太陽の光を利用してビタミンDを合成したり、ビタミンA・D・E・Kなどの吸収をよくするといったプラスの働きもあり、まったく摂らないというわけにもいかないと思います。

そもそも油には、飽和脂肪酸と不飽和脂肪酸があり、前者は肉や乳製品などの動物性脂肪、後者は前述した菜種や落花生、オリーブ、ゴマなどの植物性脂肪をいいます。飽和脂肪酸は体内で合成できますが、不飽和脂肪酸のうち、オメガ3とオメガ6は必須脂肪酸と呼ばれ、体内では作ることができず、食事から補う必要があります。

炒め物や揚げ物、マヨネーズなどに使われる油は、オメガ6を多く含むベニバナ油、コーン油、ゴマ油、サラダ油などで、意識しなくても食事から摂れます。

一方、ふだんの食事で摂りにくいのがオメガ3で、亜麻仁油やエゴマ油などに含まれています。オメガ3は熱に弱いので、常温で使うようにしましょう。ただし、インカインチオイルは加熱しても大丈夫です。

このオメガ3とオメガ6の理想的な比率は、1対4くらいといわれています。ところが、現代人はオメガ6の摂取が多く、1対10～1対40といわれるほどです。オメガ6を多く摂取すると、細胞が炎症を起こしやすくなるので、注意が必要です。

私のおすすめは、亜麻の実、チアシード、ヘンプシード、クルミなどのホールフーズです。

オメガ3はドライアイに効果があるというデータがあって、私の患者さんにすすめています。すると、ある患者さんはドライアイに効果があっただけでなく、肌にハリが出てツヤツヤになりました。私もびっくりしたのですが、患者さんに詳しく尋ねたら、亜麻仁油以外に生活で変えたものはないとおっしゃっていたので、おそらく亜麻仁油のおかげだと思います。

亜麻仁油はサラダに垂らしてもいいし、パンに塗って食べてもおいしいと思います（パンは精製食品なのであまりおすすめはしませんが、バターやマーガリンを塗るよりはいいと思います）。先ほども言ったように、亜麻仁油は熱に弱いので加熱はしないでください。

白砂糖を摂りすぎるとイライラしやすい

疲れると甘いものが食べたくなりますが、白砂糖を使ったデザートには要注意です。肥満の原因になるばかりでなく、糖尿病や低血糖症、慢性疲労、イライラなどの精神不安を起こしやすくします。

白砂糖の原料はサトウキビですが、血液中に取り込まれるスピードが早く、一気に血糖値を上げてしまうのです。すると、急上昇した血糖値を下げようと膵臓からインスリンというホルモンが放出され、今度は血糖値が急降下してしまいます。結果として低血糖を起こし、身体はもっと糖が必要だと判断し、さらに甘いものを欲するようになってしまうのです。

こうした血糖値の乱れは膵臓を疲れさせ、インスリンを分泌しても大量の糖をうまく処理できなくなってしまいます。そうすると、腎臓を通して尿に糖が放出してしまいます。これがⅡ型糖尿病と呼ばれるものです。読んで字の如く、糖が尿に溢れ出ることから糖尿病というんですね。

インスリンには、エネルギー源となる糖を体内の組織に取り込む働きがありますが、大量に送り込まれた糖はすぐには使われないため、脂肪として蓄えられます。甘いものを食べれば食べるほど太るのは、そのせいなのです。

また、甘いものを食べるとホッとしたり、幸せな気分になったりしますが、これは血液中のブドウ糖の影響によります。けれども、先ほど述べたとおり、インスリンの作用で血糖値が急降下すると、低血糖状態になるおそれがあります。低血糖は脳の働きを低下させ、イライラやうつ症状を起こす原因となってしまうのです。

低血糖になると、血糖値を上げようとして副腎からアドレナリンを分泌させますが、このアドレナリンは興奮しやすく、攻撃的な性格にしてしまうといわれます。

白砂糖は脳に悪い影響を与えるのです。

おやつはバナナや焼きいもなどがおすすめです。これらの食べ物には食物繊維やビタミン、ミネラルが含まれ、白砂糖のように血糖値が急激に上がることはありません。穏やかに血液に吸収され、エネルギー源となるのです。

甘みが必要なときは、オーガニックのメープルシロップなど、天然の甘味料を使うのがおすすめです。

大豆は食べ方に気をつけて

菜食をしている人のなかには、タンパク源として大豆を常食にしている人がいますが、大豆そのものは消化がよくないので、消化力が弱い人は発酵した味噌や納豆、テンペなどがおすすめです。発酵食品には免疫力をアップさせる善玉菌が多く含まれ、腸内環境を整える作用があるからです。ほかの食品に比べて吸収されやすく、栄養補給にも最適といえます。

また、未発酵の大豆を食べすぎると、甲状腺の病気になりやすいというデータもあります。女性のなかには更年期障害の症状をやわらげるために、大豆製品を意識して食べる人もいますが、ほどほどにするのがよいかもしれません。

もうひとつ、大豆で注意してほしいのが、人によってはアレルギー症状を引き起こすことがあるということです。

とくに、乳幼児は大豆タンパクのアレルギーに対する耐性が弱く、アレルギー症状を起こしやすいので、気をつけてほしいと思います。食べた直後から約1～2時間以内にじんましんや発疹、高熱などが出たりします。ひどい場合には呼吸困難を起こすこともあるので、十分な注意が必要です。

大豆アレルギーになるのは、子どもだけではありません。大人になってから、突然、発症することもあります。症状としては、じんましん、湿疹、悪寒《おかん》、目のかゆみ、めまい、偏頭痛などがあり、人によって異なります。

豆類を食べるなら、いんげん豆や小豆、ひよこ豆もおすすめです。また、すでに述べたように、タンパク質は他の野菜にも多く含まれています。それらをまんべんなく食べれば、タンパク質が不足することはないでしょう。

ちなみに私自身は、豆を食べるとお腹にガスがたまりやすく、豆を消化しにくい体質のようです。ですので、豆を食べる量はそんなに多くありません。具体的にいうと、1週間に1~2回食べる程度です。何事も自分の身体に合うかどうかを確かめることが大切です。ホールフーズで食べるのが理想的ですが、私は消化力が弱いため、豆をそのまま食べるよりも、最近は少量の豆乳（50~１００cc程度）やオーガニックのきな粉を取り入れたりしています。このように、自分に合う食事の開発を少しずつしています。

牛乳は健康食品とはいえない

スーパーに行くと牛乳がたくさん売られています。いままでは当たり前のように牛乳を買い、飲んでいましたが、ヴィーガンになったいまは、とても不思議な光景に見えます。なぜなら、牛乳は牛の子どもが飲むものであって、人間が飲むためのものではないからです。

実際、牛乳と母乳とでは成分が大きく異なります。子牛にとっては必要な栄養素であっても、人間には異物となってしまう物質もあるのです。

たとえば、牛乳には母乳の3倍ものタンパク質が含まれていますが、その主成分はカゼインと呼ばれるものです。カゼインは非常に粘着力が強く、消化管で分解できない物質を生み出して腸壁にへばりついてしまいます。そうなると、栄養分が吸収されず、老廃物を排泄するのにも支障を来したりして身体に悪い影響を及ぼしてしまうのです。

また、人によってはカゼインがアレルギー症状を引き起こすこともあります。症状としては、花粉症を起こしたり、唇や目が腫《は》れたり、咳が出たり、じんましんが出たり、下痢や嘔吐《おうと》、腹痛があったりします。

一方、母乳のタンパク質の主成分はアルブミンです。アルブミンは粒子が小さく軟らかいため、赤ちゃんの消化吸収に適しています。もちろん、母乳を飲んでアレルギー反応を起こすことなどありません。

また、牛乳や乳製品を摂ることが多い国ほど、乳がんや前立腺がんの発生率が高いといわれ、その原因として牛乳に含まれるカゼインや成長ホルモンなどが考えられています。戦後、日本人に乳がんや前立腺がんが増えているのは、牛乳や乳製品の消費量の増加となんらかの関係があるのではないかと指摘する声もあります。

さらに、牛乳にはカルシウムが多く含まれ、骨を丈夫にするといわれますが、製品化される段階で加熱殺菌されるため、カルシウムが破壊され、リン酸カルシウム塩になっています。リン酸カルシウム塩は分解されないため、体内に吸収されず、体外に排泄されるだけなのです。

しかも、世界の人口の70％は、牛乳の乳糖を分解するラクターゼという酵素を持っていません。日本人を含むアジア人の場合、85～95％もの人々が乳糖不耐症だといわれ、牛乳を飲むとお腹がゴロゴロしてしまいます。

もともと日本人に牛乳を飲む習慣はありませんでした。野菜に含まれているカルシウムだけで、十分に骨や歯を丈夫にしていたのです。牛乳を飲むのをやめて体調がよくなったという人も多くいます。牛乳は健康食品だという「牛乳神話」にしばられるのは、もうやめにしてはいかがでしょうか。

運動と睡眠、太陽に当たることが大事

ナチュラル・ハイジーンでは食べ物だけでなく、運動することの大切さも説いています。健康であるためには、第一に食べ物を選ぶ必要がありますが、運動をしなければ病気知らずの元気な身体を作ることはできないからです。運動不足は身体に老廃物

がたまりやすく、身体の不調の原因になってしまいます。

運動といっても、スポーツマンのような激しいトレーニングは必要ありません。毎日、30分間以上歩くだけでＯＫ。元気よく歩いて新鮮な空気を吸えば、酸素を多く含んだ血液が身体中に巡り、栄養が隅々まで行き渡ります。

また、運動は、脳の記憶をつかさどる海馬《かいば》を刺激して不安感やうつ的な感情をなくします。副交感神経を活発にし、心と身体をリラックスさせる作用もあります。

身体の機能を調整する自律神経には「交感神経」と「副交感神経」があり、交感神経は活動や緊張、ストレスに関係し、副交感神経は休息や修復、リラックスに関係しています。現代人は交感神経が活発になることが多く、緊張状態が長く続くと体調を崩してしまいます。運動することで副交感神経を活発にできれば、リラックスでき、体調もよくなるのです。エクササイズとしておすすめは、ウォーキング、ピラティス、ヨガ、そしてさとう式リンパケアです。

さとう式リンパケアは歯科医の佐藤青児先生が発案されたメソッドです。心と身体をリラックスさせます。肩こりなら10秒で消えてしまうこともあります。

ウォーキングのいいところは、太陽の光を浴びることができることです。日光に当たることで体内にビタミンDが作られます。ビタミンDが不足すると、骨粗しょう症になりやすく、糖尿病や動脈硬化、免疫力の低下、うつ病、花粉症などの症状を起こしやすいといわれています。

ウォーキングが日課になったら、軽く筋肉トレーニングもしてみましょう。背筋や腹筋、太もも、お尻などの大きい筋肉を鍛えると代謝がよくなり、老化防止にもなります。

また、睡眠も人間の健康にとってはなくてはならないものです。なぜなら、睡眠不足になると免疫力が低下したり、疲労感が取れずに肩こりや腰痛、頭痛などを起こしやすくなるからです。また、睡眠不足が続くと、糖尿病やがんになりやすいという研究報告もあります。

人によって最適な睡眠時間は異なりますが、長く眠ればいいというものではありません。熟睡できるかどうかがポイントです。きちんと熟睡するためには、寝る前に消化の悪いものは食べないこと。たとえ、植物性食品であっても大豆ミートの唐揚げを夜遅くにたくさん食べたら眠りが浅くなるおそれがあります。

仕事などで帰宅が遅くなり、どうしても夜遅くに食べなくてはいけないときは消化のいいものを少量食べるようにしましょう。

私自身はヴィーガンになって野菜中心の食生活に変わってから、睡眠時間が短くても疲労感がなく、活力がみなぎるようになりました。これも野菜が持つ自然のパワーのおかげだと感じています。ヴィーガンになるということは、身体が元気になるだけでなく、精神的にも満たされることなのだと痛感しています。

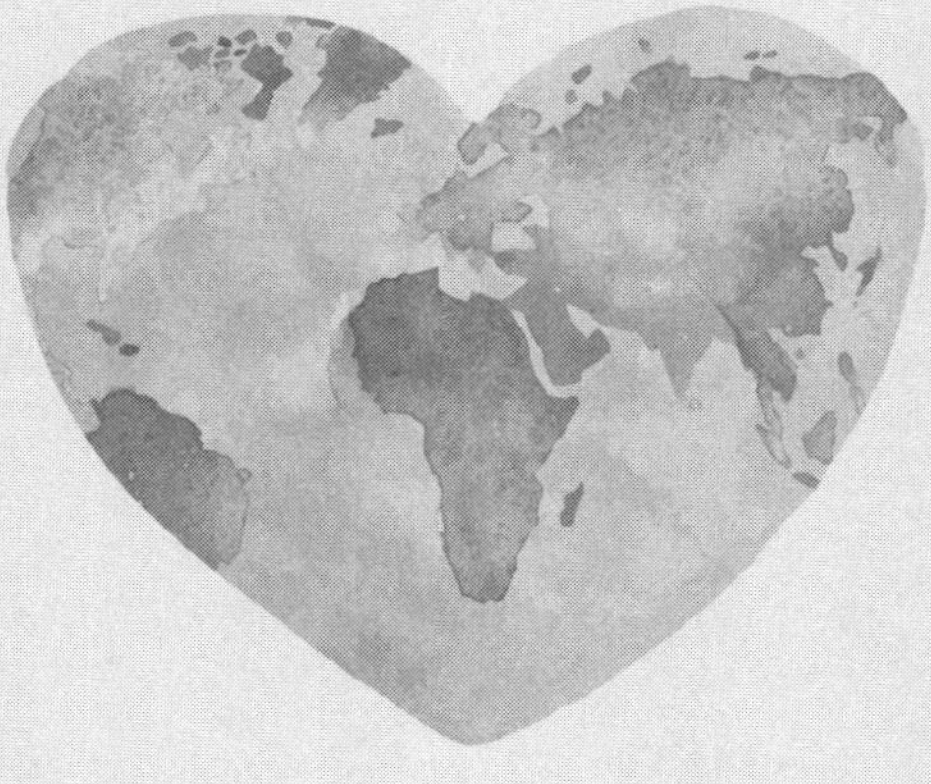

第 4 章

ヴィーガン・ライフの生命線

～毎日の「食生活」はこうして組み立てよう～

ヴィーガン食を実践してみよう!

ヴィーガン食には、第3章の冒頭（82ページ）に書いたように、さまざまなスタイルがあります。ですが、私のヴィーガンへの入り口はローフードから始まっていますので、ローフード中心の話をさせてもらいたいと思います。

ローフードを中心とした菜食で何が変わるかというと、まず肉体的に健康的になります。それと同時に、精神面でよい変化が起こります（ローフードとは48度以下の温度で調理した野菜と果物のこと。この温度以下ですと食物酵素が破壊されず、栄養素をまるごと摂り入れることができます）。

私自身のことでいえば、いままで心の奥底に押し込めていた感情が表面に現れてきました。けれども、それは悪いことではありません。むしろ、見ないようにしてきたことと向き合うチャンスとなるのです。

私の場合は、両親との関係が表面化してきました。以前は親を責めたりしていたのですが、自分はどういう人間なのか、親との関係をどうすればいいのか、何が必要で、何が不必要なのか。そういった諸々の問題が意識されるようになってきたのです。そして、それまでの自分の至らない部分も見えてきて、自分がどんどん変わっていくのがわかりました。

食事を根本から見直し、変えるだけで、精神面に大きな変化が起こりました。なぜ、そんなことが起こるのか？　それは、食事を根本から変えることは、自分の根本が変わることを意味するからです。自分の根本が変われば、人生を大きく変えることにつながります。人生のパラダイムシフトです。

この本を手に取ってくださった方は、「菜食に関心がある」とか「体調をよくしたい」とか「身近にヴィーガンの人がいて、その内容について詳しく知りたい」という方々だと思います。

私はいきなりローフードを試してみましたが、普通に肉食をしている人が一気にローフードに切り替えるのは大変なことだと思います。

そこで、私が患者さんたちにお伝えしているヴィーガン食を取り入れる方法をここで解説しようと思います。完全なヴィーガンになるまでを3つのステップに分けて紹介します。肉食を完全にやめるまでにいかなくても、野菜を多くする食生活だけでも体調の変化を感じることができると思います。ぜひ、トライしてみてください。

【ステップ1】週に1回、肉をやめてみよう!

第2章でもお伝えしましたが、肉を食べることは、動物たちがひどい環境で飼育されていることに目をそむけているだけでなく、畜産業がもたらす温暖化ガスや水資源の欠乏、森林破壊など、地球環境を損ねることにつながります。

2006年には、国連が畜産の環境破壊に警鐘を鳴らすレポートを発表し、IPCC(気候変動に関する政府間パネル)の議長でノーベル平和賞受賞者でもあるラジェンドラ・バチャウリ博士も「肉の消費量を減らせば、地球温室効果ガスを効果的に削減できる」と提唱しています。

こうした動きを受け、２００９年にミュージシャンのポール・マッカートニーがイギリスで「ミート・フリー・マンデー」（月曜日は肉をやめよう）というキャンペーンを開始しました。日本をはじめ、世界中でこの運動が展開されています。

もともと、このキャンペーンを始めたのは、アメリカの医学系最難関校であるジョンズ・ホプキンズ大学公衆衛生大学院でした。なぜ、月曜日を選んだかというと、一週間の始まりの日で、週末のリラックス気分をリセットするのにふさわしく、また、週の初めに実行する習慣は、週末まで維持されやすいという研究データがあったからです。

日本でも東京大学や京都大学の食堂でベジタリアンメニューが常設されたほか、関西圏や北陸圏の生協食堂でもベジタリアンメニューが登録されています。いまでは街中のレストランやカフェなどで、ベジタリアンメニューを見かけることも多くなってきました。

外食するときに、ヴィーガンでない私の友人たちもベジタリアンメニューを私と一緒に頼むことが多くなっています。友人たちも「おいしい」と言って満足してくれています。一度食べてもらえばわかりますが、想像以上においしいことに驚くと思います。そして、動物性の食事をした翌朝に感じる身体のだるさがなく、さわやかな目覚めに驚くと思います。

週に1日だけでも、肉を食べない日を作ってみましょう。月曜日にこだわることはありません。週に1日だけなら肉を食べない日が作れると思います。まずは、そこから始めてみませんか。

【ステップ2】無理なくヴィーガン食を取り入れよう!

私が開業している眼科クリニックでは、待合室のモニターに野菜や果物を紹介する映像を流しています。それを見た患者さんのなかには「食事療法を試してみたい」と申し出てくださる方がいらっしゃいます。あるいは、診察するなかで、私のほうから食事療法をすすめる場合もあります。

そのとき、いきなり完全菜食をすすめることはしません。できるところから始めればいいという考え方で、次のような食事をすすめています。

◎朝起きたとき

コップ１杯（１５０cc〜くらい）の水を飲む（冬はぬるま湯）

◎朝４時〜正午

水分の多い果実を常温で食べる。加熱などはせず、生のまま食べるのがポイント。

数は３〜４個（腹８分目が目安）。

男性やお子さんの場合は、水分の多い果物を食べて30分後にバナナやアボカド、ナッツ類など、お腹にたまるものを食べる。

※果物だけで持たない場合は、普通の食事をいつもより少なめに食べてください。

※朝起きてお腹が空いていないときは、無理に食べない。お腹が空いているときに食べるのがベスト。ただし、糖尿病の人はバナナ、柿、ブドウなどは禁止。

◎**昼食**

大皿1杯の緑の濃い葉野菜（グリーンサラダ）を食べる。赤、黄、白などの野菜を色とりどりに添えるのがポイント。

※続いて普通食を食べる場合は、いつもの半分ぐらいの量を食べる（年齢、健康状態により普通食の量は調整が必要）

◎**おやつ（補食）**

食べないほうがいいですが、どうしてもほしいときは新鮮な果物、ふかしいも、コンブなどがおすすめ。食べすぎに注意。

◎**夕食**

昼食と同じ

そして、**よく噛んでください。よく噛み、唾液をたくさん出しながら食べてください。**そうすることで、唾液に含まれる消化酵素によって食べ物の消化が促進されます。

いかがですか？　これならトライできるのではないでしょうか。
これらの方法も少しハードルが高いようでしたら、次の方法はどうでしょうか。
ふだんの食事の食べる順番を変えるだけでも体調をよくすることができます。
食べる順番は次のとおりです。

①サラダ（葉野菜をメインにしたグリーンサラダ）
②温野菜（生野菜よりは少なめに。寒い季節は割合を増やしてもいいかと思います）
③発酵食品（味噌、みそ汁、納豆）
④タンパク質（豆類、小さい魚など）
⑤炭水化物（イモ・根菜類・豆・五分づき米・雑穀入り白米など）
※炭水化物は少なめに。未発酵の大豆は適量にしてください。

【ステップ３】肉・魚・卵・乳製品を食べないヴィーガンに！

ステップ2で野菜を多くした食事に慣れたら、完全菜食にトライしてみましょう。朝食におすすめなのが、果物と野菜のスムージーです。200〜400cc のスムージーを唾液と混ぜながら噛むようにして飲み込みます。バナナなど水分の少ない果物を使う場合には、水を少し加えます。牛乳やヨーグルト、豆乳を加えると消化不良の原因になることがあるので、加えないようにします。

糖尿病の方は血糖値が上がりすぎないように、甘いフルーツ（バナナ・柿・ブドウなど）は避けるようにします。

スムージーの材料は、果物と野菜ならなんでもOKです。バナナ、リンゴ、イチゴ、キウイ、グレープフルーツ、オレンジなどの果物に、ホウレンソウやコマツナ、水菜、キュウリなどを組み合わせてみましょう。果物だけのスムージーでも大丈夫。冬は寒いので、水の代わりにぬるま湯を入れたり、ショウガなどを入れてもいいと思います。好みの味になるように分量を調節して、いろいろな組み合わせを試してみてください。スムージーを楽しんで！

ミキサーがないという人は、生の果物をそのまま食べます。スムージーを作る場合も、生でそのまま食べる場合も、室温に戻してから食べましょう。冷蔵庫から取り出してすぐの冷たい果物を食べると、胃腸を冷やしてしまい、消化吸収を悪くしてしまいます。

アイスクリームや冷たい飲み物も同じ理由で、おすすめしません。冷たい食べ物は腸の機能を悪化させ、アトピーや免疫力異常を起こす原因となる場合があります。夏でも冷たいものはできるだけ控えるようにしましょう。

昼と夜の食事の基本はグリーンサラダです。緑の濃いレタス（サニーレタス、リーフレタスなど）、ケール、キュウリ、セロリ、トマト、ピーマン、パプリカ、アボカドなどを盛り合わせます。野菜は肉や魚と違ってカロリーが低いので、量が少ないとカロリー不足になってしまいます。大皿１杯ぐらいを目安に食べてください。

サラダのトッピングには、ゆでたひよこ豆などをのせてもいいと思います。

市販のドレッシングには油が入っているので、おすすめしません。私はドレッシングの代わりに、オレンジやグレープフルーツなどの水分の多いフルーツを実を小さくちぎってトッピングにしたりします。また、すりゴマやスパイスを加えると、それだけでも十分おいしく食べられます。見た目もカラフルになり食欲をそそります。それ以外には、第3章でも紹介したニュートリショナルイースト（110ページ参照）を振りかけると、粉チーズのような風味でサラダに合います。

ナチュラル・ハイジーンの基本は、生の新鮮な野菜を食べることですが、秋冬など寒い時期にグリーンサラダばかり食べるのはつらいという人もいると思います。

私も冬になると、ニンジンやカブ、ブロッコリー、キャベツ、ピーマンなどを少量の水で蒸し煮にしたり、スープにしたりします。味つけは、おしょうゆでも、お塩でもかまいませんが、薄味にしましょう。スープにはコンブやキノコを入れて出汁にしたり、市販のシイタケパウダーを入れてもおいしくなります。

ヴィーガンになると、ご飯を食べてはいけないと思う人もいるようですが、そんなことはありません。ちなみに私は五分づきのご飯を食べています。

玄米が食べられる人は玄米でもいいですが、私は胃腸が弱いので、五分づきのご飯にしています。

私は「食事の個別化」が重要だと思っています。私自身、夏は生野菜をたくさん食べますが、冬は温野菜やスープなどの加熱したものを多く食べます。ご飯をたくさん食べることもあれば、少ししか食べないこともあります。つまり、自分の身体が求めるものを食べればいいという考えです。野菜と穀物の割合としては、野菜が８割、穀物が２割といったところでしょうか。

ヴィーガンになると体内が浄化されるので、食べ物の味に敏感になります。今は肉を食べることはありませんが、ヴィーガンになる前にもすでに身体が浄化され始めていて、味覚も鋭くなりました。当時、肉や魚を食べてみることがあったのですが、気分が悪くなり食べたくないという感覚が自分の中にあることに気がつきました。

一年中、同じものを食べる必要はなく、そのときの調子で、食べるものを変えればいいと思います。

このように徐々に食生活を変えていくと、不思議と頭脳も明晰になり、精神的にも安定します。自分のやるべきことも見えてくるでしょう。

ヴィーガンになるということは、単に健康になるというだけでなく、生き方をも変えていくことなのです。

◆ヴィーガン・ローフード情報の入手先

ネット検索で「ヴィーガン」、「ローフード」、「ナチュラル・ハイジーン」を検索すると多くの情報が得られると思いますが、そのなかの一部をご紹介いたします。

◎Vegan Doctor ふかもりふみこ 公式サイト

http://fukamorifumiko.com/

SNSページ

https://www.facebook.com/fukamorifumiko/

◎「VEGAN Style」（ヴィーガン栄養学のクラス。第５章・Ｑ32も参照ください）

https://ethical-vegan-style.com

◎「HAPPY VEGAN LIFE」（学校給食用レシピ。第５章・Ｑ28も参照ください）

http://happyveganlife.me

◎日本エシカルヴィーガン協会

http://www.ethicalvegan.jp

◎日本ナチュラル・ハイジーン普及協会

http://www.natural-hygiene.org/Pages/default.aspx

◎日本ベジタリアン協会

http://www.jpvs.org

◎日本リビングビューティー協会（ローフードを学べるコース）

http://www.rawfood-kentei.com

◎VEGAN SHOP FREE（日本の店舗。全商品がヴィーガン。食材、お菓子、バッグ、アクセサリーなど）

http://vegan55.com/

◎ナッシェル（日本の店舗。ナチュラル・ハイジーン、ローフードなどの食材・書籍など）

http://natshell.jp/

◎ **Yoshitomo**（スーパーフードのケールチップスが買えます。農薬、化学肥料不使用。第５章・Ｑ25も参照ください）

http://e-yoshitomo.com/

食べ物の正しい組み合わせの原則

日本人の食事の基本は一汁三菜ですが、どういう順番で食べていますか？　多くの人はご飯とみそ汁、肉や魚などのおかずを交互に食べているのではないでしょうか。

ところが、人間の消化の仕組みからすると、そういう食べ方はあまりすすめられません。なぜなら、食べ物が消化されるときには、タンパク質の消化には酸性の消化酵素が、炭水化物が消化されるときには、アルカリ性の消化酵素が分泌されるからです。

もし、タンパク質（肉や魚など）と炭水化物（ご飯やパンなど）を一緒に摂ってしまったら、それぞれの消化酵素が混じり合い、消化に多くの時間がかかってしまいます。それは、消化に必要以上のエネルギーを使うだけでなく、栄養がうまく吸収されず、老廃物として体内に蓄積してしまうことになります。

そうならないためには、次のように組み合わせて食べましょう。

◎肉、魚、卵、乳製品などを食べるときは、米やパンなどの炭水化物と一緒に食べないこと
◎肉や魚は野菜サラダと一緒に食べること。ご飯やパンを食べるときも野菜と一緒に食べるようにする

この組み合わせの原則に従って食べていると、消化が効率よく行われ、膨満感や胃酸過多、胸焼けになったりせず、食後にゲップが出たり、臭いオナラに悩まされたりすることも消えていくでしょう。栄養の吸収もスムーズに行われ、吹き出物やアレルギーなどが改善され、頭がはっきりして集中力もアップします。

ただ、何をどんな組み合わせで食べても大丈夫な人もいます。素晴らしい胃腸の持ち主だと思います。私は子どもの頃、胃腸が弱くていつもお腹を壊していたので、丈夫な胃腸を持っていることはとてもうらやましいです！　ですが、たとえ丈夫な胃腸の持ち主であっても、長年そのような食習慣を続けていたら、いつか身体に負担が出てきて体調を壊したりするかもしれません。ぜひ、前述した組み合わせで食べるようにしてみてください。身体がもっと健康になり軽やかな感じになると思います。

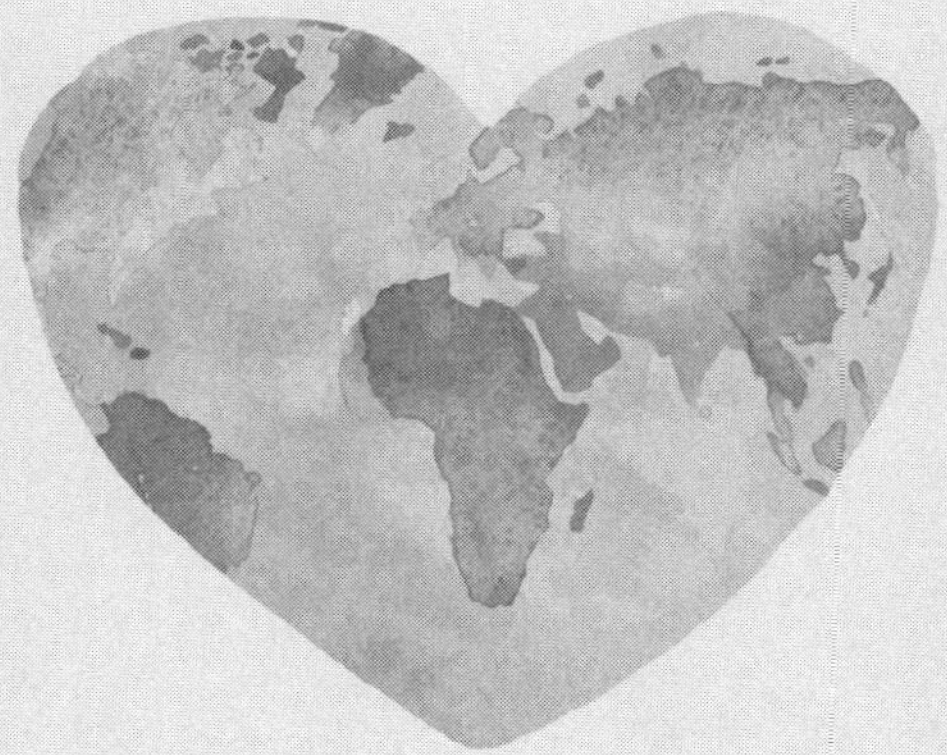

第5章

ヴィーガンになるためのQ&A

Q1　ヴィーガンをひと言でいうと何ですか？　ベジタリアンと何が違うのですか？

A　45ページの**図表1**にあるように、菜食にもいろいろなスタイルがあります。この表ではざっくりとしか分類していませんが、ヴィーガンには、ダイエタリー・ヴィーガンとエシカル・ヴィーガンという2つのスタイルがあります。

前者は、健康のために完全菜食をする人たちのことで、後者は、環境問題や動物福祉のために完全菜食を実践する人たちのことをいいます。ひと言でお答えできてないですね。ヴィーガンはひとつの生き方なので、短い言葉で説明するのはむずかしいなと私自身、感じています。

Q2　動物性食品を摂らなくても、栄養バランスは大丈夫ですか？

A　肉や魚などの動物性食品を摂らなくても、お米や大豆、葉野菜、根菜類、ナッツ類、タネ類、海草などを食べていれば、タンパク質は摂れますし、他の栄養素も十分に摂れます。私の場合は、自分の身体の声を聞いて食べるものを選んでいます。

野菜と果物、豆類、ナッツ類、タネ類、海草などを食べてください。それで十分、栄養は摂れます。１６６〜１６７ページも参考にしてください。

Ｑ３　植物性タンパク質は豆類以外にも含まれているのでしょうか？

Ａ　99〜１０４ページにも書きましたが、豆類以外の野菜にもタンパク質はあります。肉や魚などの動物性食品にしかタンパク質は含まれていないと誤解されている方が多いのですが、それは間違いです。生きているものすべてにタンパク質は含まれています。

Ｑ４　豆腐が好きなのですが、大豆製品はたくさん食べてもいいですか？

Ａ　お豆腐は大豆を加工したもので、その人の体質や運動量、筋肉量などによって食べてもいい量は異なりますから、実際に自分で食べてみて、その後の身体の変化や気分をよく観察してみてください。自分に合うように量を調整するようにしましょう。お豆腐よりは、納豆やテンペなどの発酵した大豆をおすすめします。122〜124ページで大豆の摂り方について書いていますので、そちらも参考にしてください。

Q5　ローフードがいいということですが、温野菜を食べてもいいですか？

A　はい。ただし、温野菜だけというのではなく、ローフードも食べてくださいね。季節に合わせてローフードを増やしたり、減らしたりすればいいと思います。167ページを参考にしてください。冷蔵庫から出したばかりの果物や野菜は冷たいですが、食べる少し前に室内に出しておけばちょうどいい温度になります。ローフードは、約48度以下で調理した野菜や果物のことをいいます。熱めのお風呂は42〜43度ですから、それを目安にしてもよいと思います。もしくは、水と沸騰して少し冷ましたお湯を4：6くらいの比率で混ぜると48度以下になります。

Ｑ６　野菜の農薬が気になります。無農薬の野菜を食べたほうがいいのでしょうか？

Ａ　その気持ち、よくわかります。理想は無農薬の野菜を食べることですが、日本は野菜が高いから、そういうわけにもいかないですよね。気になるのであれば、ひとつの方法として、重曹を使ってもいいですね。ボウルに水を入れて重曹を溶かし、そこに野菜を浸します。調理するときは流水で洗い流してください。

Ｑ７　野菜炒めが好きなのですが、高温で炒めるのはよくないですか？

Ａ　よくないかどうかと聞かれたら、よくないのですが、毎日、サラダと温野菜ばかりだと飽きてきますよね。そういうときには食べてもいいと思います。ただし、高温で炒めると野菜の酵素が壊れてしまうので、野菜炒めばかり食べるのは控えてくださいね。

Ｑ８　野菜炒めにするとき、お肉の代わりに何を入れたらいいですか？

A　大豆を原料にした加工食品に「大豆ミート」があります。それを入れたり、豆を入れたり、お豆腐を照り焼きのようにして入れてもいいと思います。

Q9　イモ類や根菜類が好きですが、食べてもいいですか？

A　はい。ただし葉野菜もたっぷり食べてくださいね。

Q10　海草類は食べてもいいですか？

A　はい。ミネラルが豊富ですし、適量を摂られるといいと思います。

Q11　小麦粉はよくないですか？

A　小麦粉は精製される過程で食物繊維やビタミン、ミネラルなどの栄養素を失います。おすすめは古代小麦や国産小麦粉、オーガニックの小麦粉です。それと、小麦アレルギーやグルテンアレルギーの人もいるので、注意が必要です。

Ｑ12　うどんや素麺の原料は小麦粉ですが、そばに代えたほうがいいですか？

Ａ　できれば、そのほうがいいと思います。おそばは栄養価も高いですからね。ただし、我慢してまで小麦製品を避ける必要はないと私は思っています。それでストレスが溜まるならよくないですから。また、小麦は一度食べると次々と食べたくなるような中毒性を持っています。最近は小麦を使わない麺類が購入できます。たとえば玄米パスタやキヌアパスタなどです。ベトナムのフォーという麺は米粉でできています。自然食品や輸入食料品店やスーパーでも最近は見かけます。

Ｑ13　わが家の朝食はパンです。パンが好きなのですが、どうすればいいですか？

Ａ　88～91ページに書いたように、人間の身体の機能として3つのサイクルがあり、朝は解毒や排泄に使われる大切な時間帯です。本来は何も食べなくてもいいのですが、もし何か食べたいならアルカリ性食品である果物をおすすめします。パンは酸性食品です。身体が酸性に傾くと、解毒や排泄がうまく促進されなくなってしまいます。そうなると、身体に毒素がたまりやすくなるので、朝のパン食はおすすめしません。

パン食の代わりに、バナナなどの果物やスムージー、お味噌汁などがいいでしょう。ただし、腎臓疾患や心臓疾患、糖尿病の人は注意が必要です。この本は病気ではない、健康体の人向けに書いています。持病がある方は主治医の先生に相談して食事を摂るようにしてくださいね。

Q14　ご飯は白米より玄米のほうがいいですか？

A　私はとくにこだわっていません。玄米は消化に負担がかかるので、胃腸の弱い人は白米でもいいかと思います。ただし、玄米を食べるなら、無農薬や低農薬のものにしてください。そうじゃないと、かえって身体に毒素を入れてしまうことになります。ちなみに、私は五分づきのご飯を食べています。

Ｑ15　カツオダシやコンソメがダメだとすると、何を使えばいいですか？

Ａ　自然食品のお店に行くと、動物性食品をいっさい使っていない「野菜コンソメ」というスープの素を売っています。コンブやシイタケから出汁を取っても非常においしいし、野菜クズで出汁を取るベジブロスもおすすめです。

Ｑ16　ハンバーグが好きですが、肉の代わりに何を使ったらいいですか？

Ａ　お豆腐とかレンコンをすったもの、大豆ミート、ナッツでも作れます。ネットで検索すれば、おいしいレシピがいろいろと出てくると思いますよ。

Ｑ17　果物が好きですが、果物なら何を食べてもいいですか？

Ａ　はい、健康な人なら何を食べてもＯＫです。できれば、いろいろな種類のものを食べたほうがいいですね。レインボー（虹色）の７色である赤・オレンジ・黄色・緑・

青・藍色・紫を1日〜1週間のうちでいろいろ摂り入れるといいと思います。

Q18 バターに代わるものとしてマーガリンを使ってもいいですか?

A　使わないでください。「マーガリンは植物性だからバターより健康的」などと思ったら、大きな誤解です。マーガリンはトランス脂肪酸なので、身体によくありません。トランス脂肪酸というのは、植物性の油脂を加工する過程で作られるものですが、過剰に摂取すると、心筋梗塞などの心臓疾患になるリスクが高くなり、肥満やアレルギー性疾患との関連性もあるといわれています。トランス脂肪酸の使用を規制している国もあります。たとえば、デンマーク、スイス、オーストリア、カナダ、アメリカ、シンガポールです。アメリカでは2018年6月以降、原則規制されることになっていますが、日本ではまだ規制の対象にはなっていません。ショートニングもトランス脂肪酸です。避けてくださいね。

Ｑ19　植物性の油は使ってもいいですか？

Ａ　できたら控えることをおすすめします。ただし、117〜120ページでも書きましたが、植物性の油には必須脂肪酸のオメガ3とオメガ6があり、比率としては1対4が理想的です。オメガ6の含有量が多い揚げ物や天ぷらなどを食べるのは控えたほうがいいですね。

また、植物性油にはパーム油がありますが、これはヴィーガンの立場からいうと使ってほしくないものです。なぜなら、パーム油を生産するアブラヤシ農園は、インドネシアやマレーシアの熱帯雨林を伐採して造られているからです。熱帯雨林を伐採すれば地球温暖化に悪影響を及ぼすことがわかっているし、たとえばマレーシアのボルネオ島のオランウータンやスマトラ島のゾウ、トラなどのすみかを奪うことになります。

パーム油は、ポテトチップスやカップラーメン、フライドポテトなどを揚げるのによく使われています。原材料名には「植物油脂」としか書かれていないので、一般的にはあまり知られていませんが、そういう油が使われているということを知っておいてほしいと思います。

Q20 牛乳やヨーグルトが好きです。どうしたらいいでしょうか?

A これは悩みますね。お気持ちはよくわかります。本文中にも書きましたが、私も乳製品が大好きで、アイスクリームをやめるのに苦労しました。ただし、牛乳には代替品がたくさんあります。それはアーモンドミルクやカシューナッツミルクなどで、牛乳よりもっとおいしくて栄養価も高くなります。最近ではコンビニやスーパーなどでも見かけるようになりましたね。

ヨーグルトに関しては、豆乳ヨーグルトがおすすめです。市販品も売っていますが、自分でも作れるので、試してみてください。レシピ本も出ているし、ネットで検索すれば、作り方が載っています。

Q21 スムージーをすすめていますが、冷たい飲み物が苦手です。どうすればいいでしょうか？

A ホットスムージーはいかがでしょうか。48度以下なら果物や野菜の酵素も生きていますから、ぬるま湯を使って作ってください。それから、果物は常温に置いてくださいね。これがポイントです。冷蔵庫から取り出してすぐのものを使ったら、冷たいスムージーになってしまいます。

Q22 スムージーのトッピングには、どんなものがいいでしょうか？

A ミントの葉、サイの目にカットしたリンゴなどがおすすめです。おしゃれなところでは、ココナッツを細かく刻んだココナッツシュレッド、ローカカオニブもあります。

Q23 ケーキが好きなのですが、ヴィーガン食で甘いものはありますか？

A　動物性食品を使っていない和菓子や生の果物、ドライフルーツもいいと思います。ヴィーガンスイーツのお教室もありますから、参加してみてもいいと思います。ただし、おいしいので食べすぎないように注意してくださいね。自然食品やローフード、コールドプレスジュースのお店に行けば、卵や小麦粉、白砂糖をいっさい使っていないヴィーガンスイーツやロースイーツを売っています。

Q24　アイスクリームが好きで、どうしてもやめられません。どうしたらいいですか？

A　普通のアイスクリームよりおすすめのものがあります。それはナッツアイスや豆乳アイスです。動物性食品が入っていないし、とてもおいしいです。

Q25　スナック菓子が好きで、やめられません。どうしたらいいですか？

A　ベストなスナック菓子があります。それはケールチップスです。ケールは「スーパーフード」「野菜の王様」といわれています。栄養も豊富ですし、おいしいですよ。

長野県の「Yoshitomo」（１４７ページ参照）のケールチップスが私は好きです。ネット購入できます。ちなみにYoshitomoでは米粉マフィンも買えます。おいしいです。ちょっとスピリチュアルな話をすると、こちらのショップの米粉マフィンやケールチップスは波動が高いオヤツです。また、昔ながらの添加物などが入っていないおせんべいもいいでしょう。

Q26　白砂糖やハチミツはヴィーガン食ではないということですが、甘味料は何を使ったらいいのでしょうか？

A　メープルシロップ、ココナッツシュガー、米飴などがあります。甘いものがほしいときは、干したデーツやドライフルーツがおすすめです。

Q27　ナッツがいいということですが、消化は悪くはないのですか？

A　確かに消化の負担はありますが、お肉を食べるよりは消化はいいです。ただし、一度に食べる量は、手に乗せられる程度にしてくださいね。ナッツアレルギーの方は避けてください。

Q28　子どものお弁当のおかずに卵やウインナーをよく入れるのですが、何に代えたらいいでしょうか？

A　これに関しては、おすすめサイトがあります。レシピを紹介している方がいるので、その方のブログ「HAPPY VEGAN LIFE」（１４５ページ参照）のお弁当の項目を参考にしてみてはいかがでしょうか。ご自分のお子さんの学校給食のメニューをアレンジして作っています。ヴィーガン食の幅広さが実感できると思います。

Q29　ヴィーガン食は、健康にいいだけではなく、精神的にも変化はありますか？

A　私の場合でいうと、精神的にすごく安定しました。仕事の能率が上がったし、そのぶん、自分に使える時間が増えました。自分にとって何がいちばん大事かということがよくわかるようになりました。

ヴィーガンになると、食べるものに意識が向くようになりますが、それは生きることに自覚的になるということでもあるんですね。だから、精神的にも前向きになるのだと思います。

Q30　夏に食べたほうがいいもの、冬に食べたほうがいいもの、季節で変わりがありますか？

A　やはり旬のものを食べるのがいいと思います。旬のものにはエネルギーがありますので、それを身体に取り入れることが心身の健康にもつながると思います。季節ごとの食べ物については、アーユルヴェーダや中医学も参考になります**（次ページ図表６・７参照）**。

図表6　自分に合った食事を作っていくコツ

季　節	アーユルヴェーダ 過剰になりやすいドーシャ	中医学	関係する身体の部位 ハーブ
秋 風が強くなる	V	肺—大腸経 Grief—強い悲しみ	**耳鼻咽喉** ショウガ・ヒレハリソウ・フキタンポポ・リコリス（甘草）
冬 じめっとして、風・寒さ強い	K,K-V	腎—膀胱経 Fear—恐怖 安全な場所や空間の確保	**目（眼精疲労）** 乳製品は避けるべき、生蜂蜜・ショウガ・カイエン・ジュニパーベリー・ネトル・フラックスシード・マーシュマロー・フェネグリークの種・パセリ
春 雪解け、春風、雨降る	K,K-V	肝・胆嚢経 肝—Anger　怒り 春に一番サポートが必要なのは肝臓。断食によい季節	**目（結膜炎）** タンポポ・チャパラル・ミルクシスル・メギ（結膜炎）・クサノオウ
夏 太陽光が強い	P	心—小腸経 Joy/Sorrow 喜び・悲しみ（一般的な悲しみ）。喜びの夏なので悲しみは思い切って手放す！	サンザシ・ペパーミント・タンジー・スイバ（葉）

K：カファ　P：ピッタ　V：ヴァータ

参考文献：Conscious Eating : Gabriel Cousens M.D.

・日本は四季があることを意識する（住んでいる環境を意識してみる）
・季節によって服装を変えるように四季によって食べ方や食べる物も変えていく
・食生活も衣替えする
・頭ではなく自分の心の声を聴いて食べるように（そのために瞑想は大変おすすめです）
・自然界と調和した食べ方を探す
・アーユルヴェーダや中医学、ハーブなども参考にしながら、自分にふさわしい食材や調理法を探究する
・あらゆる健康・食事法の情報を鵜呑みにせず、自分にとってふさわしいかどうかいったん立ち止まって吟味してみる

図表７　季節による食べ方

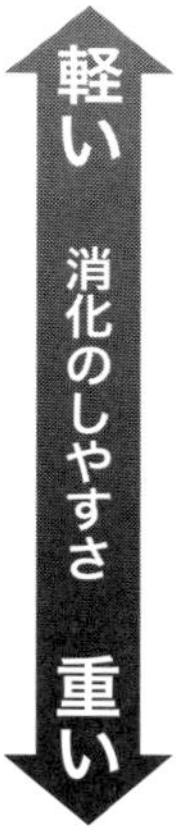

夏	より甘い、冷たい、苦い、ピリッと辛い、ローフード、水分の多く含まれた食べ物（果物、メロン、野菜、緑葉野菜、スプラウト）
春	冬と同じ。しかし、以下のものを増量する：ローフード、緑の野菜、スプラウト、野菜、果物、低脂肪の食べ物。穀物は減らしていく
冬	よりピリッと辛いもの、苦いもの、引き締め効果のある食べ物（astringent）、温かいもの、乾燥したもの、消化の軽いもの（ショウガ、カイエン、野菜、穀物、緑葉野菜、スプラウト）
秋	より甘いもの、天然の塩味、酸味、身体を温めるもの、消化の重いもの、食物繊維が多く含まれるもの（ショウガ、穀物、野菜、浸水したナッツ、種）

参考文献：Conscious Eating : Gabriel Cousens M.D.

・上の図表を参考にして、「今の自分（環境、年齢、住む場所等）」にふさわしい食べ物や食べ方を「自分で開発していく」＝食事の個別化

・この本で紹介したナチュラル・ハイジーンの食事法は健康に役立つと思います。さらに日本の四季を考慮して**図表７**を参考にすると食材選びの助けになるかと思います

Q31　私は意志が弱くて、ヴィーガン食を続ける自信がありません。どうしたら長続きするのでしょうか？

A　無理をする必要はないと思います。その気持ちが大事だと思います。一気にヴィーガンになる必要はなくて、少しずつ変わっていけばいいと思います。実際に、移行期間に数年かかる人もいるので、長い目で進めていったらどうでしょうか。応援しています！

Q32　上手にヴィーガンに移行できるポイントはなんですか？

A　人によりますが、「意識的に食べる」ということだと思います。それから「食べることを楽しむ」ということも大事ですね。この本の中ではローフードを中心にした食事の方法をご説明しました。ローフードというと、単純に生野菜だけという狭いイメージを持つ人もいますが、そんなことはありません。焼かないラザニア（ローラザニア）は、チーズの入った焼いたラザニアよりもずっとおいしくて胃もたれはないですし、焼かないピザ（ローピザ）は、私の友人たち（ベジタリアンやヴィーガンではない友人）にホームパーティでは大人気です。むしろ、こんなにおいしいものだったのかと驚くと思います。

もうひとつは「学ぶこと」が重要なポイントになります。ヴィーガンへ移行したい方に向けての講座もあります。こちらでは座学とお料理の両方学べるクラスがあります。楽しくおいしくヴィーガンを学べますよ。次のサイトをぜひご覧ください。

「VEGAN Style」（１４５ページ参照）。

Q33　自分以外の家族はヴィーガンではありません。毎日の献立で悩んでいます。

A　そういうお悩み、よく聞きますね。そういう人に、どうしているかを尋ねると、自分のぶんだけ別に作っているようです。野菜炒めを作る場合は、最初に野菜だけ炒めて自分用にし、あとからお肉を加えればいいと思います。そういう工夫をするといいでしょう。

Q34　革製品を避けたいのですが、完璧にできません。どうしたらいいですか？

A　少しずつ、できる範囲でやりましょう。無理しなくてもいいと思います。最近はヴィーガンレザーもありますので、取り扱っているメーカーを調べてみるのもおすすめです。

Q35　ヴィーガンを実践して気づいたり、失敗したりしたことはありますか？

A　ヴィーガンになる前にローフードを学んでいたとき、動物たちがどう扱われているか、畜産の実態やペット業界の実情について知るようになりました。それまでは何も知りませんでしたから。そういうなかで、私たち人間も自然界に生かされているのだと気づいたことは、私にとって大きなことでした。

それから、お肉料理より野菜料理のレパートリーのほうがずっと多いということ。これには本当に驚きました。しかも、すごくおいしい！　とくにローフードは味も見た目も洗練されてきています。どんどん進化している感じがします。

失敗したことといえば、どんなに栄養のあるヴィーガン食であっても夜遅い時間に食べると太るということですね。88〜91ページに書いたように、人間には食事にふさわしい時間帯があります。午後8時〜午前4時は、食べ物の吸収と利用の時間帯ですから、夜中に食べたら胃がもたれるし、太ります。仕事が多忙になるにつけ、食べる時間も遅くなりがちなので、私自身、気をつけています。

また、ヴィーガン食を実践していても、イモ類や根菜類、ご飯を必要以上にたくさん食べれば太ります。何を食べたとしても、過食は肥満の元ですね。

そして個人差があります。年齢や活動量、消化能力など含めて食べる野菜の種類や調理法、食べる時間などがみな違うのだということに気づきました。ガブリエル・カズンズ博士の本の中で「食事の個別化」ということが書かれています。人間にとってふさわしい食事は皆、それぞれ異なるので個別化していくことが重要だということです。自分にふさわしい食事の開発が必要だと思います。Ｑ31が参考になると思います。

Q36 ヴィーガンになってよかったことはなんですか？

A 自分に意識を向けることができるようになったことです。たとえば、朝、起きたときに、目覚めがいいかどうかをチェックしたり、夜眠る前に今日一日どんなことが起こったか、どんな気持ちだったかをふり返るようになりました。

そうしていると、自分の感情や体調に敏感になってくるし、自然と内面にも目が向いていって、精神的な変革も起きてきます。自分だけでなく、周りにも意識を向けざるをえなくなってきました。自分は自然の一部だという自覚が生まれてきます。ますます動物や地球の環境にも目が行くようになるのだと思います。

のおすすめヴィーガン・メニュー

SPRING

春編

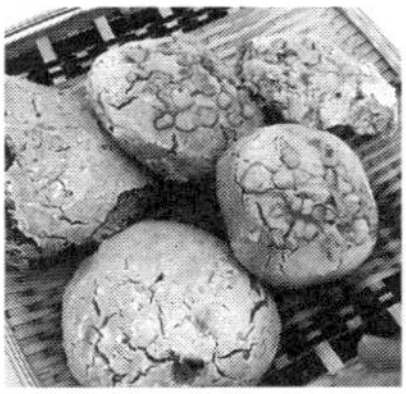

大麦粉の低グルテン
とうもろこしパン
（自家製）

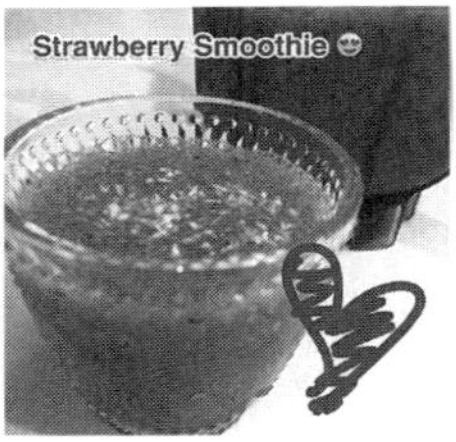

イチゴのスムージー
イチゴ、水菜の白い部分、
レモン絞り汁、蒸留水

MENU

朝
イチゴのスムージー
大麦粉のとうもろこしパン（自家製）

昼
グリーンサラダ
野菜スープ
米粉パン

夜
アボカドサラダ
ひよこ豆のカレー
（ココナツミルク添え）
小豆ごはん

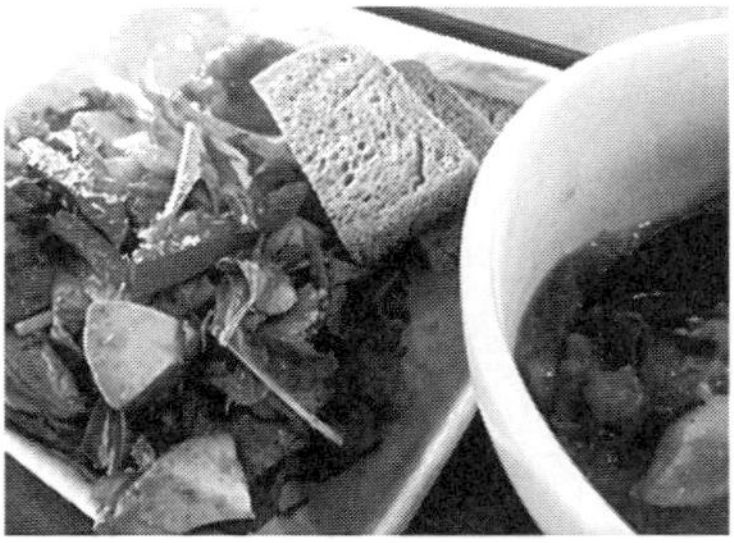

グリーンサラダと野菜スープ

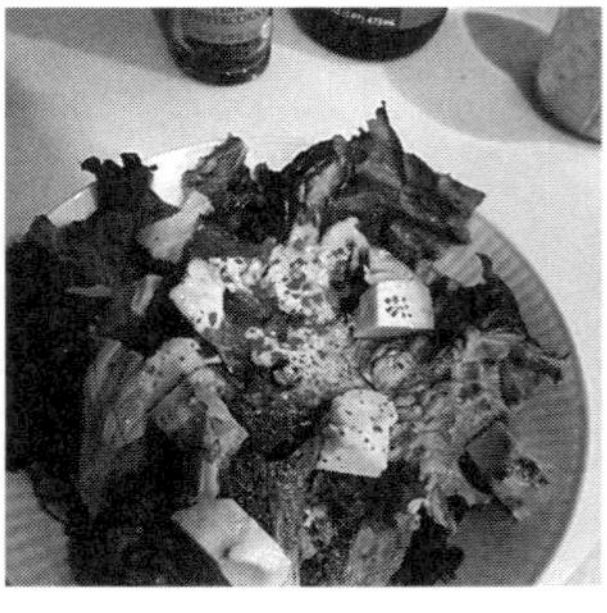

アボカドサラダ

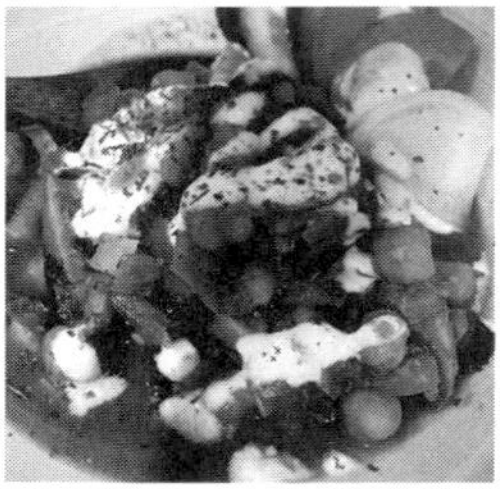

ひよこ豆のカレー
（ココナツミルク添え）

Vegan Dr. ふかもり ふみこ

SUMMER

夏編

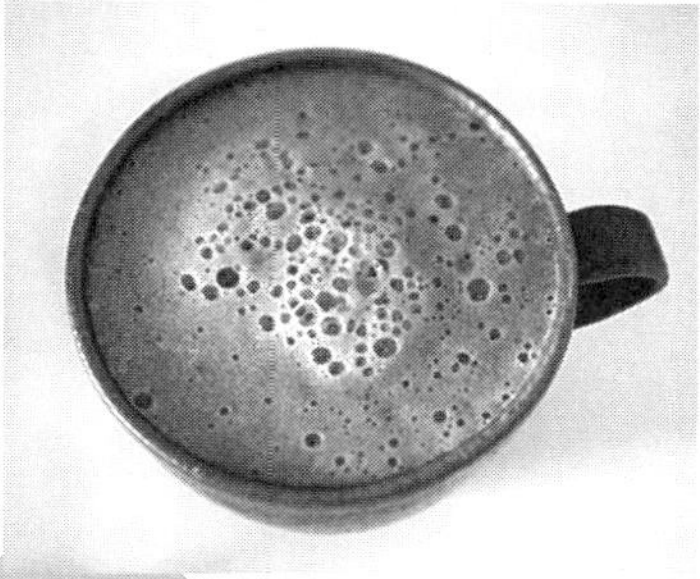

目覚めのスムージー
ホウレンソウ、リンゴ、バナナ少量、
レモン絞り汁、蒸留水

MENU

朝
目覚めのスムージー
昼
ブルーベリーとオレンジの
フレッシュフルーツ
ズッキーニとカブのパスタ
(ローフード)
マンゴーとリンゴのスープ
(ローフード)
キヌアのグリーンビッグサラダ
夜
ひよこ豆と人参パスタの
ビッグサラダ
五分づきごはん
おみそ汁

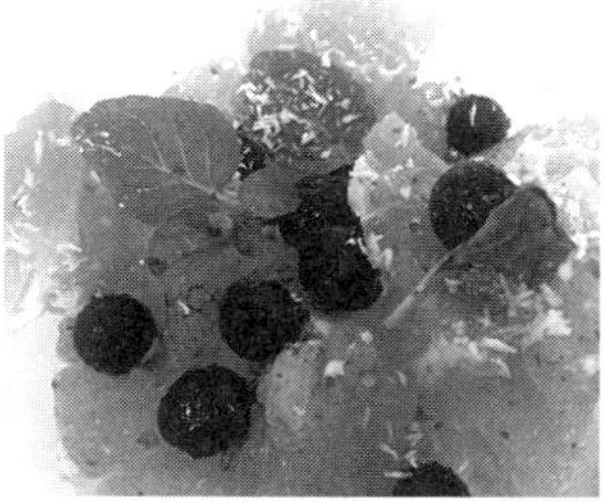

ブルーベリーとオレンジの
フレッシュフルーツ ミント添え
ココナツシュレッドとピンクペッパーを
振ってカラフルに

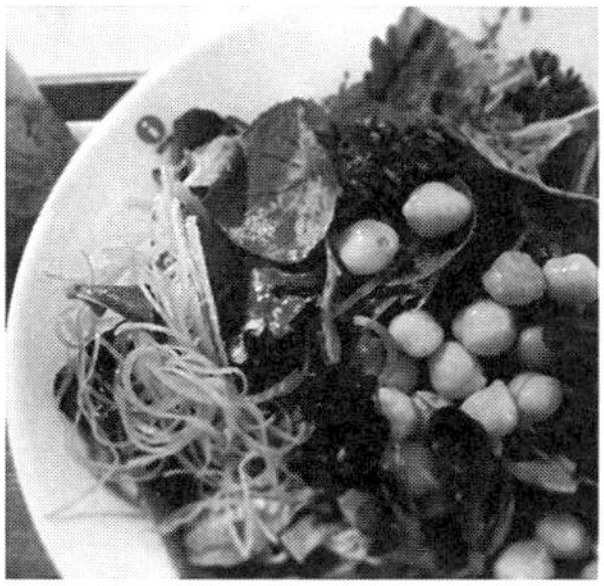

ひよこ豆と人参パスタのビッグサラダ

AUTUMN

秋編

ヒマワリの種子、
ドライデーツ、
蒸留水

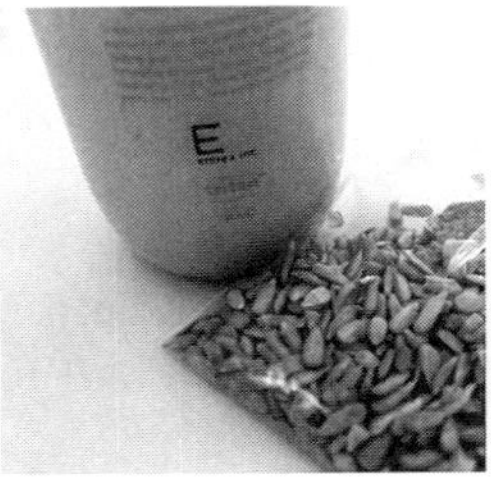

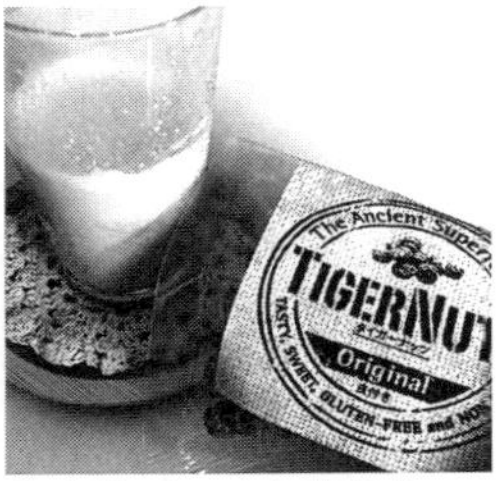

タイガーナッツと蒸留水、
ドライデーツ

MENU

朝

ナッツまたはシード（種子）の
100% 植物性ミルク（自家製）
※ナッツは浸水後の生アーモンドや生カシューナッツを使用。シードはヒマワリの種子や小さな塊茎のタイガーナッツを使用

昼

水菜と金時豆のしゃきしゃきサラダ
（ヘンプシードをトッピングして）
大麦粉のブレッド（自家製）

夜

たくさんの野菜のスチームサラダ
（ビーツ、ポテト、ホウレンソウ、ヤーコン、セロリ）
自家製ローブレッド（ローフード）
あたたかい真っ赤なビーツのスープ

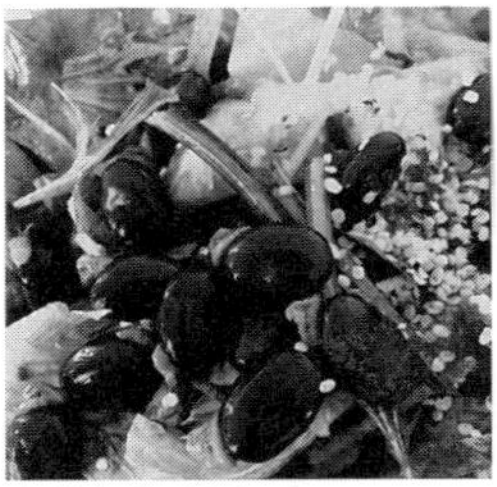

水菜と金時豆の
しゃきしゃきサラダ
（ヘンプシードをトッピングして）

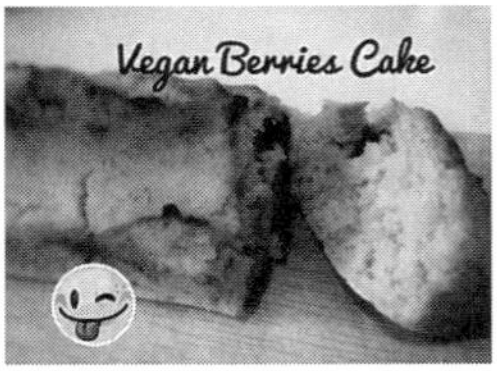

大麦粉のブレッド

あたたかい
真っ赤なビーツの
スープ

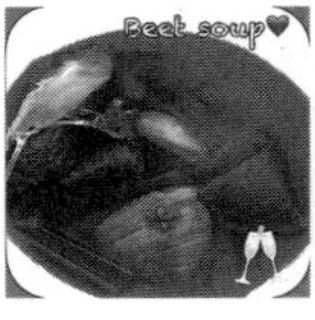

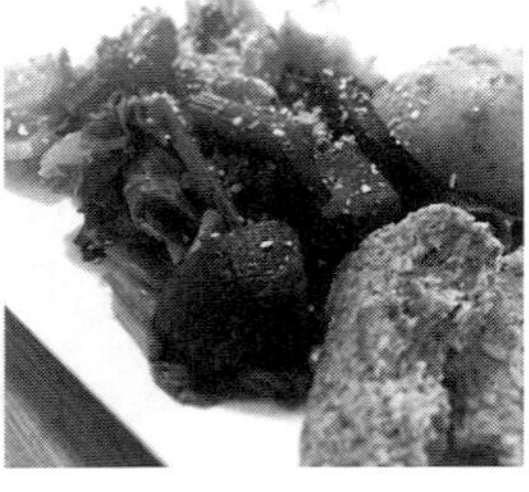

たくさんの野菜の
スチームサラダ
（ビーツ、ポテト、ホウレンソウ、ヤーコン、セロリ）

WINTER

冬編

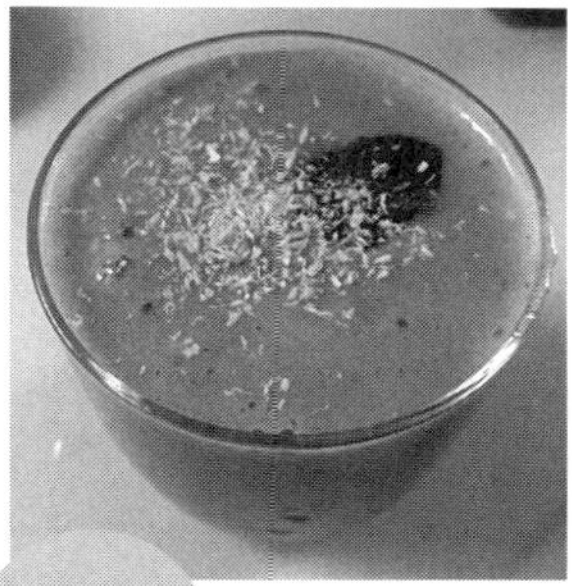

パインとターメリックの
デトックスイエロースムージー

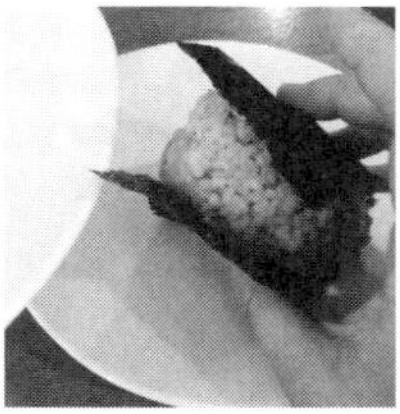

おにぎり

MENU

朝

白湯（レモン絞り汁入り）
またはハーブティやスムージー
（パインとターメリックのデトックス
イエロースムージー）

昼

大豆ミートのグリーンサラダ
おにぎり
ワカメのおみそ汁

夜

カブと柿の甘酢和え
野菜スープ
韓国風お餅

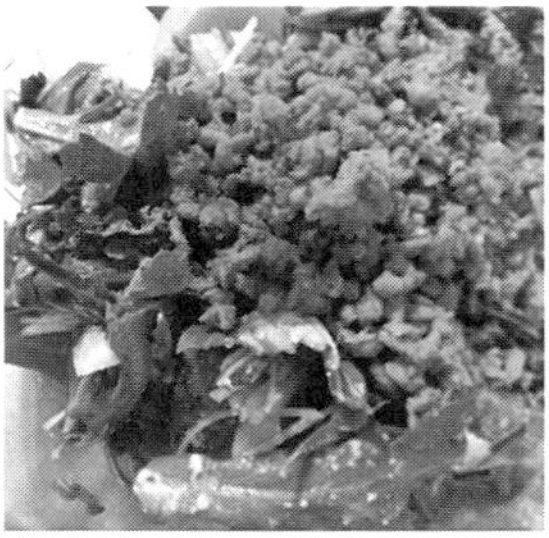

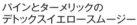

大豆ミートのグリーンサラダ

韓国風お餅

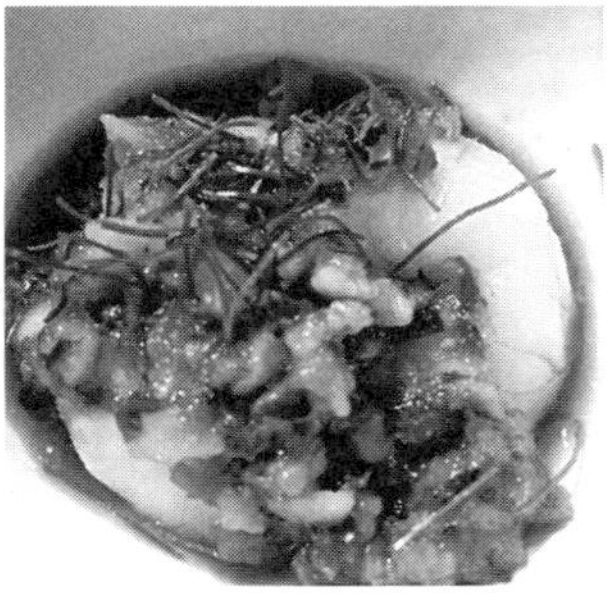

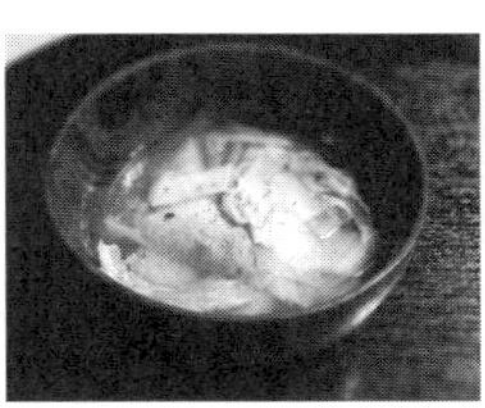

野菜スープ

おやつ 編

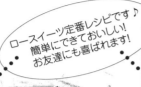

ロースイーツ定番レシピです♪
簡単にできておいしい!
お友達にも喜ばれます!

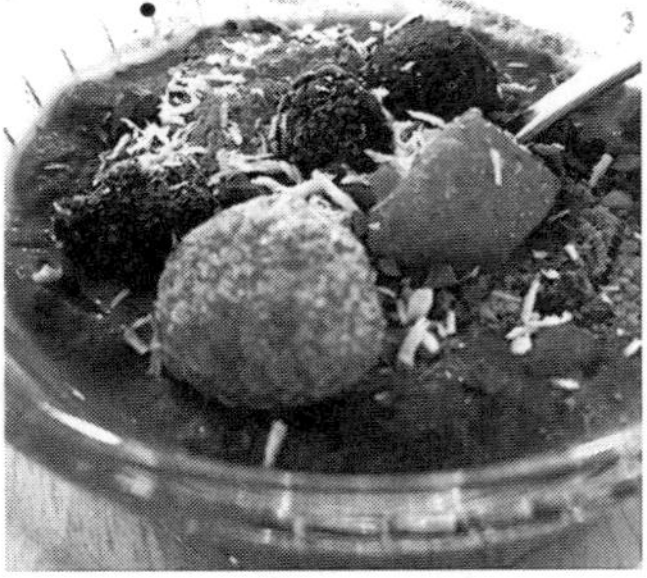

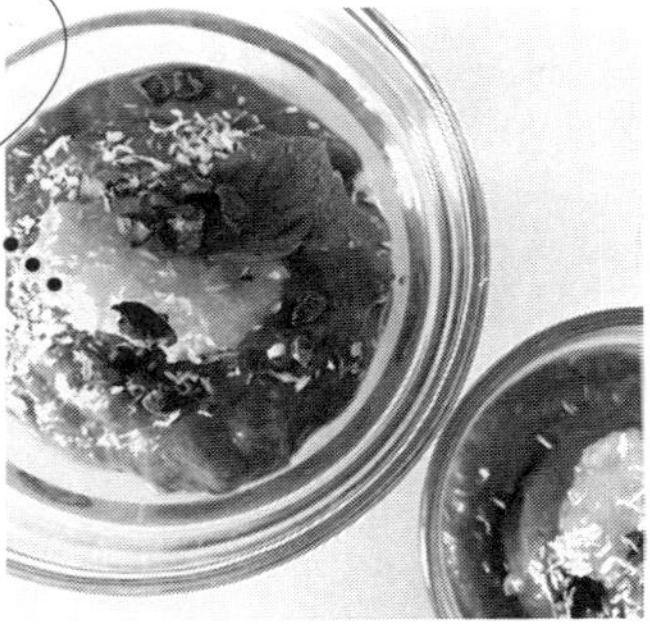

ローカカオクリーム①
(ロースイーツ)
ローカカオパウダー、アボカド、メープルシロップ、バニラエキストラクト、ピンクロックソルト、カカオニブ(黒いつぶつぶ)

ローカカオクリーム②
(ロースイーツ)
ラズベリー、ブラックベリー、ブルーベリー、ココナツシュレッド

無農薬のレモンを頂戴したときに作りました

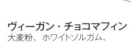

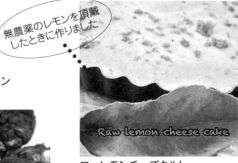

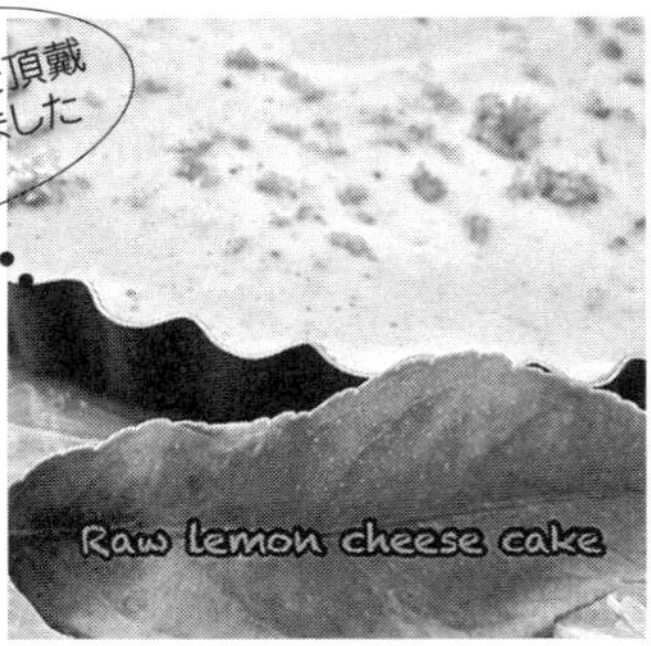

ローレモンチーズタルト
カシューナッツをベースにしたフィリングにレモンの絞り汁とメープルシロップなど

ヴィーガン・チョコマフィン
大麦粉、ホワイトソルガム、ココナツシュガーなど

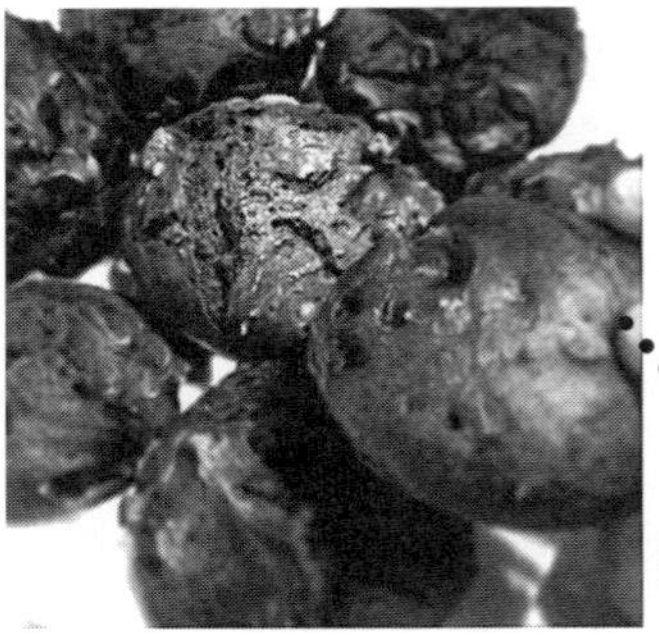

カカオパウダーを加えて
チョコマフィンにしました

スナック 編

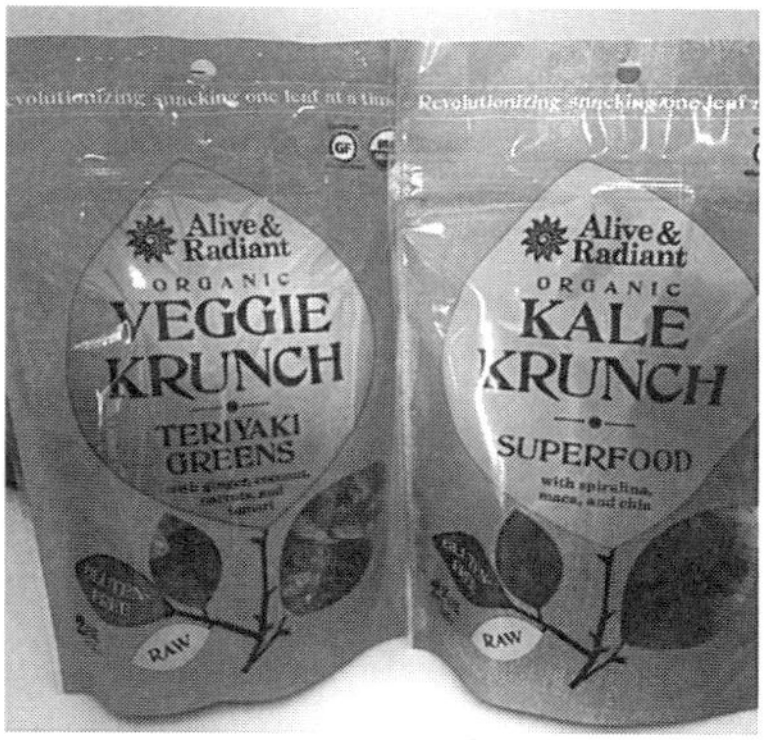

野菜の王様「ケール」を使ったロースナック
養価満点で味は数種類あります。ネット購入
（iHerb というオンラインストア）できます

番外 編

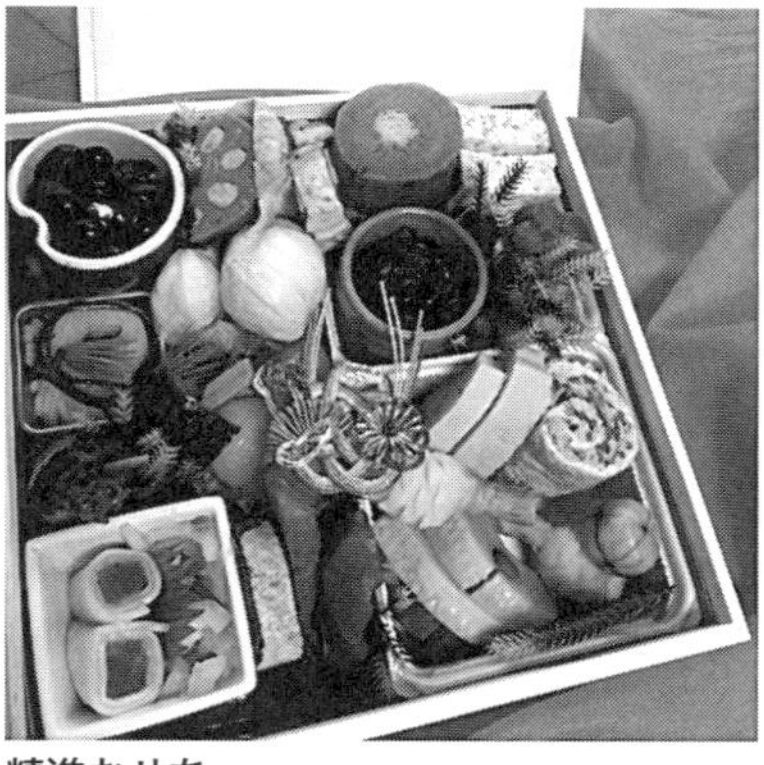

精進おせち
こちらは京都の泉仙のおせちです。ヴィーガン、
ベジタリアンではない家族に大好評でした

【主な参考文献 & サイト】

◆ガブリエル・カズンズ『CONSCIOUS EATING』North Atlantic Books、二〇〇〇年
◆ハーヴァート・シェルトン『Food Combining Made Easy』Book Pub Co; Reprint、二〇一二年
◆ハーヴィー・ダイアモンド／マリリン・ダイアモンド（訳・補遺 松田麻美子）『フィット・フォー・ライフ』グスコー出版、二〇〇六年
◆T・コリン・キャンベル／トーマス・M・キャンベル（訳 松田麻美子）『葬られた「第二のマクガバン報告」』グスコー出版、二〇〇九年
◆T・コリン・キャンベル／トーマス・M・キャンベル（訳 松田麻美子）『チャイナ・スタディー 葬られた「第二のマクガバン報告」合本版』グスコー出版、二〇一六年
◆ジョン・ティルストン（訳 小川昭子）『わたしが肉食をやめた理由』日本教文社、二〇〇七年
◆エリック・マーカス（訳 酒井泰介）『もう肉も卵も牛乳もいらない！ 完全菜食主義「ヴィーガニズム」のすすめ』早川書房、二〇〇四年
◆ジーン・ストーン編（訳 大島豊／松田麻美子 監修・特別寄稿）『「フォークス・オーバー・ナイブズ」に学ぶ超医食革命』グスコー出版、二〇一四年
◆松田麻美子『常識破りの超健康革命 だれもが１００％スリム！』グスコー出版、二〇〇二年
◆松田麻美子『子どもたちは何を食べればいいのか』グスコー出版、二〇〇三年
◆松田麻美子『女性のためのナチュラル・ハイジーン』グスコー出版、二〇〇七年
◆hollywoodsnap（http://hollywoodsnap.com）
◆ベジタリアン・ネットワーク（http://www7a.biglobe.ne.jp/~arugama-ma/vegetarian/index.html）
◆国際環境ＮＧＯグリーンピース（http://www.greenpeace.org/japan/ja/）
◆森林・林業学習館（http://www.shinrin-ringyou.com）

あとがきにかえて

マザーアースー母なる地球は、いつもどんなときもあなたや私を愛してくれています。

植物だけの食事にすることや着るものや住まいで使うものをヴィーガンにしていくことは、母なる地球の愛に触れ、その愛に包まれる近道の一つだと感じています。

いつもいつもあなたや私は愛されています。
ヴィーガンであることは、
そのことを思い出させてくれます。
地球とあなた、地球と私はつながっていて、
そして宇宙という大いなる存在とつながっています。

ヴィーガンになる、またはヴィーガンの方向に進むということは、自分を知る旅に出るということだと私は感じます。たとえば、自分が食べるものを意識して、選び、食べてみると体はどんな反応を自分に教えてくれるのか？　世間からの反応はどうなるんだろうか？

洋服や化粧品も同じように、意識して選ぶようになり始めると、今まで見ていた景色が違った景色に見え始めます。お買い物に行くと「欲しいもの（ヴィーガン対応）がなくて、何だか不便だな……」とか、「意外に自分で作ったほうが良いんだな！」とか。物事への捉え方が内側で変化し始めていきます。

自分を知る旅。自己発見が加速していきます。

自分を知っていき、新しい自分や知らなかった自分を見つけます。驚いたり、拒否したくなることも出てくるかもしれません。思いもよらない感情や悩みが浮上してくることもあるでしょう。そして自分の中にある素晴らしい能力や資質に出会い、喜びや嬉しさを感じることもたくさんあると思います。素敵な仲間との出会いも、きっと！

それを**すべて**自分で認めていく、自己容認。そして自分を**受け入れて**あげる。

自己受容。

そして受け入れた先にあるのは

自分を本当に奥深くから愛すること。

自己愛です。

ヴィーガンの方向に進むこと。それは自分を愛する旅を続けることかもしれません。

最後にこの本を出すことが決まったときに喜んでくれた、たくさんのすべての方々に感謝を贈ります。ヴィーガン・ベジタリアンの仲間たち、ローフードを通じた仲間や先生方、地元の友達、トランスフォーメーションゲームで一緒にトレーニングを受けた仲間やトレーナーの先生方、さとう式リンパケアで一緒に学んだ仲間のみんな、本当にありがとう。皆がくれた、さりげないひと言や微笑みがどれほど私を勇気づけ、励ましてくれたでしょう。

また、閃きが降りてくるまでなかなか筆が動かない私を我慢強く待ってくださった出版や編集に関わってくださったすべての関係者の皆さま、本当にありがとうございます。

そして
今、この本を読んでくださっているあなたに心からの感謝と祝福を捧げます。

すべてにありがとう。

LOVE & Insight

ふーみん こと Vegan Dr. ふかもり ふみこ

地球《ちきゅう》から愛《あい》される「食《た》べ方《かた》」
～この星《ほし》を貪《むさぼ》らない生《い》き方《かた》「ヴィーガン・ライフ」入門《にゅうもん》～

2017 年 10 月 8 日　初版第 1 刷

著　者……………………………ふかもり ふみこ
発行者……………………………坂本桂一
発行所……………………………現代書林
〒 162-0053　東京都新宿区原町 3-61　桂ビル
TEL ／代表 03(3205)8384
振替／ 00140-7-42905
http://www.gendaishorin.co.jp/
カバーデザイン…………………吉崎広明（ベルソグラフィック）
編集協力…………………………有限会社　桃青社
写真提供…………………………Shutterstock.com

印刷・製本：㈱シナノパブリッシングプレス
乱丁・落丁本はお取り替えいたします
定価はカバーに
表示してあります

ISBN978-4-7745-1666-0　C0077